# DIE AUGENÄRZTLICHE THERAPIE

## EIN LEITFADEN FÜR STUDIERENDE UND ÄRZTE

VON

## Dr. ERNST FRANKE

FR. A. O. PROFESSOR DER AUGENHEILKUNDE UND LEITER
DER 2. AUGENKLINIK AN DER UNIVERSITÄT HAMBURG
AUGENARZT IN KOLBERG

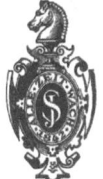

BERLIN
VERLAG VON JULIUS SPRINGER
1924

ALLE RECHTE, INSBESONDERE DAS DER ÜBERSETZUNG
IN FREMDE SPRACHEN VORBEHALTEN.

ISBN-13: 978-3-642-98670-3     e-ISBN-13: 978-3-642-99485-2
DOI: 10.1007/978-3-642-99485-2

COPYRIGHT 1924 BY JULIUS SPRINGER IN BERLIN.

## Vorwort.

Das vorliegende kleine Buch soll ein Versuch sein, unser augenblickliches Wissen in der Behandlung von Augenleiden kurz zusammenzustellen. Es soll kein Konversationslexikon sein, das alles enthält, was je an Mitteln mitgeteilt ist, andererseits aber habe ich das eine oder andere Mittel, das vielleicht mit Unrecht in Vergessenheit geraten ist, aufgenommen. Auf eine kritische Würdigung der einzelnen Behandlungsmethoden habe ich mich im Allgemeinen absichtlich nicht eingelassen. Das wäre über den Rahmen des kleinen Buches hinausgegangen, das dem angehenden Arzt nur die Summe dessen überliefern will, was zur Behandlung herangezogen werden kann, dem beschäftigten Praktiker aber einen schnellen Überblick zur Auswahl der Mittel geben soll, die ihm gerade für den vorliegenden Fall nach seiner eigenen Erfahrung angebracht erscheinen. Nicht berücksichtigt ist die optische und operative Therapie, Gebiete, über die wir genügend anderweitige Zusammenstellungen besitzen, die auch ausschließlich die Domäne des erfahrenen Augenarztes bleiben sollen. Möge das kleine Werk eine freundliche Aufnahme finden. Für jeden Rat zur Verbesserung werde ich dankbar sein.

Kolberg, im November 1923.

**Ernst Franke.**

# Inhaltsverzeichnis.

Seite

**Einleitung** ................................................ 1
Erkrankungsursachen, Prophylaxe, Ernährung, Diät.

**A. Allgemeiner Teil** ..................................... 6

I. Allgemeinbehandlung ................................. 6

1. Tuberkulose ....................................... 6
Anschauungen über Heilwirkung des Tuberkulins S. 6. — Grundlagen der Anwendung S. 7. — Verhalten der Augentuberkulose gegen Tuberkulin S. 7. — Regeln bei der Behandlung. Wahl des Präparates S. 8. — Präparate und Dosierung derselben S. 8. — Antigenbehandlung, intracutane und percutane Behandlung S. 10. — Chemotherapie, allgemeine und medikamentöse Behandlung S. 14.

2. Syphilis .......................................... 15
Quecksilber. Formen der Anwendung, endermal, subkutan, intravenös S. 15. — Präparate, innere Darreichung, Störungen S. 17. - Angeborene Syphilis S. 19. — Salvarsan. Präparate S. 19. — Zufälle bei Anwendung, Richtlinien für Behandlung S. 20. — Wahl des Präparates S. 22. — Intradurale Behandlung. Neurorecidive S. 22. — Kombinierte Kur und Mischspritzen S. 23. — Jodkali S. 24. — Innere Anwendung und Präparate S. 25. — Äußere Anwendung S. 25. — Nebenerscheinungen S. 25. — Zittmannkur S. 26. — Silber, Wismut, Antiluetin S. 26.

3. Sero- und Organtherapie ........................... 27
Aktive und passive Immunisierung S. 27. – Diphtherie-, Pneumokokken-, Streptokokken-, Staphylokokkenserum, Eigenvaccine S. 27. — Gonokokkenserum, Arthigon S. 29. — Tetanusserum S. 30. — Organtherapie S. 30. — Wechselbeziehungen der Drüsen S. 30. — Anwendung bei Erkrankungen der Hypophysis, der Schilddrüse, Nebennieren, Epithelkörperchen, Thymus S. 30. — Schädigung durch Thyreoidinpräparate S. 32.

4. Paraspezifische, Proteinkörper-, Reiztherapie ..... 33
Theorien und Heilmechanismus S. 34. 35. — Eiweißpräparate, Anzeigen derselben S. 36. — Verbindungen mit Medikamenten (Vistosan, Yatren) S. 37. — Lecithin S. 38. — Sanarthrit S. 39. — Heterologe Sera (Di-Serum, Streptokokkenserum, Deutschmannserum). Thyphusvaccine S. 39. —

Inhaltsverzeichnis. V

Terpentin. Calcium, Zucker-, Kochsalzlösungen S. 39. 40. — Kolloide Metalle S. 40. — Impfung mit Bakterien oder deren Produkten S. 41.

5. Strahlen- und Lichttherapie . . . . . . . . . . . . 41
Sonne, Höhensonne, Finsen, Quarzlampen-, Kohlenbogenlicht S. 42. — Röntgen- und Radiumstrahlen S. 44. — Allgemeines S. 45. — Grenzen der Strahlengabe S. 45. — Anwendung bei Hauterkrankungen, Drüsen, innere Drüsen, Nebennieren. Mikulicz S. 45. — Hämophilie S. 45.

6. Elektrotherapie . . . . . . . . . . . . . . . . . . . 47

7. Medikamentöse Therapie . . . . . . . . . . . . . 48

8. Kälte- und Wärmeanwendung, Bäder, Bade- und Brunnenkuren . . . . . . . . . . . . . . . . . . . 59
Kalte und warme Packungen und Bäder S. 59. — Medikamentöse Bäder S. 60. — Lichtbäder S. 60. — Teilbäder S. 61. — Anzeigen der Bäder S. 61. — Luft- und Badekuren, Solbäder, Seebäder, klimatische Kuren bei Tuberkulose, Frühjahr- und Heufieberkatarrh S. 62 — Kuren bei Anämie, Stoffwechsel-, rheumatischen Erkrankungen, Arteriosklerose, Herzleiden S. 63. — Neurasthenie, Tabes, innere Sekretion, Syphilis S. 64. — Trinkkuren, Anwendung derselben S. 65.

II. Örtliche Behandlung . . . . . . . . . . . . . . . . . 66

1. Mechanische Behandlung . . . . . . . . . . . . . . 66
Massage, Abreibung der Binde- und Hornhaut, Blutentziehung, Stauung, Glaskörperabsaugung, Parazentesekuren 66. Mechanlohe Übungen der Muskel S. 72. — Verband S. 72,

2. Wärme- und Kälteanwendung . . . . . . . . . . 73
Warme und kalte Umschläge, Duschen, Dampfkauter S. 73. — Diathermie und deren Anzeigen S. 75. — Kohlensäure schnee S. 78.

3. Licht- und Strahlenbehandlung . . . . . . . . . . 78
Sonne S. 78. — Künstliche Lichtquellen (Finsen-, Nernstspalt-, Uviol-, Bogenlicht. Birch-Hirschfelds Lampe S. 71. — Rotlichtbehandlung S. 82. — Negative Lichttherapie (Schutzbrillen) S. 82. — Röntgen- und Radiumstrahlen S. 83. — Schutz der Augen. Anzeigen S. 83. 84. — (Lider, Bindehaut, Hornhaut, tiefere Teile, sympathische Ophthalmie.) Geschwülste, Kataract S. 85. — Zusammenfassung S. 87.

4. Örtliche medikamentöse Therapie . . . . . . . . 87
Formen der Anwendung (Augenbäder, Spülungen, subkonjunktivale Einspritzungen) S. 88. — Arzneimittel S. 92.

5. Serotherapie . . . . . . . . . . . . . . . . . . . . 111
(Jequirity, Histopin, Heufiebersera, Tumorcidin, Autoserotherapie und Pferdeblutserum.)

6. Elektrische Behandlung . . . . . . . . . . . . . . . 113
Galvanisation, Faradisation bei Lähmungen und entzündlichen Erkrankungen S. 113. 114. — Elektrolyse, Iontophorese, Galvanokaustik S. 115.

B. Spezieller Teil . . . . . . . . . . . . . . . . . . . . . 118
1. Lider S. 118. — 2. Conjunctiva S. 122. — 3. Tränenorgane S. 126. — 4. Cornea S. 127. — 5. Sklera S. 139. — 6. Iris und corpus ciliare S. 130. — 7. Chorioidea S. 130. — 8. Corpus vitreum S. 131. — 9. Linse S. 131. — 10. Glaukom S. 132. — 12. Retina S. 132. — 12. Nerv. optik. S. 133. — 13. Orbita S. 134. — 14. Verletzungen S. 134. — 15. Augenmuskel S. 136.

# Einleitung.

Bei der Behandlung von Augenleiden soll der Arzt stets dessen eingedenk sein, daß er nicht nur mit der Erkrankung eines einzelnen Organs, sondern oft genug auch mit der des ganzen Körpers zu tun hat, dessen Behandlung eine wichtigere Rolle spielen kann als eine — oft nicht einmal mögliche — örtliche.

Nur auf einer richtigen Diagnose wird sich eine richtige Therapie aufbauen können. Aber nicht nur das. Hygiene und Prophylaxe bilden oft gleichfalls einen nicht unwesentlichen Teil der Therapie, der stete Berücksichtigung erheischt.

Gute Luft, Sorge für Körperpflege, Abhaltung geistiger und körperlicher Überanstrengung, Regelung der Diät spielen eine wichtige Rolle.

Neben der körperlichen Sorge soll die „Diätetik der Seele" nicht vergessen werden. Leiden doch gerade Augenkranke besonders oft darunter, daß sie nicht in der Lage sind, sich eine geistige Ablenkung zu schaffen, wie sie sich anderen Kranken darbietet.

Wir wissen weiterhin, wie äußere Schädlichkeiten chemisch-physikalischer oder thermischer Art, Staub, Rauch, ätzende Dämpfe, zu starke Belichtung nicht nur auf die äußeren, sondern zum Teil auch auf innere Teile des Auges schädigend wirken können, wie sie die Heilung zu verzögern, Rückfälle hervorzurufen imstande sind. Vieles Reiben und Scheuern vertragen kranke Augen nicht. Die Weiterverbreitung ansteckender Krankheiten haben wir zu verhüten, auf die Möglichkeiten der Übertragung, wie sie durch schmutzige Hände, den Gebrauch unreiner Tücher, Waschbecken usw. gegeben sind, hinzuweisen.

Andere Augenleiden wieder haben ihren Ausgangspunkt von benachbarten Teilen, der Haut, der Nase und ihren Nebenhöhlen. Die Tonsillen können Anlaß zu rückfälligen Entzündungen geben, ebenso die Rachenmandel bei skrofulösen Kindern. Auch auf Zahnleiden ist zu achten (rezidivierende Iritis). Wir werden hierbei meistens der Beihilfe eines anderen Facharztes nicht entbehren können.

Die Untersuchung der Atmungs- und Kreislauforgane, des Blutes und des Nervensystems, der Verdauungsorgane, der Nieren, der Leber darf nicht vernachlässigt werden, ebenso erfordern die Stoffwechselkrankheiten ihre Berücksichtigung. Hier sei weiter daran erinnert, daß bei skrofulösen Kindern besonders auf Hautpflege zu achten ist. Pediculi capit. unterhalten bei ihnen nicht selten die Augenentzündung. Kongestionen nach dem Kopf, wie sie bei Frauen im Klimakterium sich häufig einstellen, ebenso wie Blutandrang aus anderen Ursachen erfordern eine ableitende Behandlung (Fußbäder, s. das.). Auf Mißbrauch von Kaffee, Tabak und Alkohol, auch zu starkem Tee, ist zu achten.

Auch die Darmtätigkeit fordert ihre Berücksichtigung, wenngleich wohl der Autointoxikation sowie der Indikanurie im allgemeinen nicht die Bedeutung für Augenleiden zukommt, wie man sie ihnen vorübergehend beigelegt hat. Jedenfalls ist Obstipation zu bekämpfen (Glaukom); eine Ableitung auf den Darm erweist sich in manchen Leiden vorteilhaft (Uvea, N. optic.). Kranke, die lange liegen müssen, läßt man zur Anregung des gesamten Stoffwechsels massieren. Auch für die Darmtätigkeit ist Bauchmassage oft von Vorteil.

Nicht unwichtig ist die Ernährungs- und diätetische Frage gerade in der Jetztzeit auch für den Augenarzt.

Bekannt ist die Wichtigkeit der Vitamine besonders bei jugendlichen Individuen gerade für Ernährung und Stoffwechsel. Wir können dieselben ganz allgemein als Ergänzungsnährstoffe bezeichnen, welche für den Aufbau und das Wachstum der Tätigkeit der inneren Drüsen, der Muskel und Nerven nötig sind und auf deren Fehlen man Xerophthalmus, Keratomalakie der Säuglinge, Hemeralopie, auch die Blutungen bei der Barlowschen Krankheit sowie Rachitis zurückführt. Man unterscheidet bei ihnen drei Faktoren A, B und C. Der fettlösliche A-Faktor findet sich besonders in tierischen Fetten und Ölen, besonders in der Milch und im Lebertran, aber nicht im Depotfett (Schweinespeck) und in Pflanzenfetten, ferner in frischem Fleisch und in frischen Gemüsen, und ist für den wachsenden Organismus unentbehrlich. Der Faktor B, der wasserlösliche oder Beri-Beri-Faktor, kommt in den meisten Nahrungsmitteln, besonders in den Körner- und Hülsenfrüchten sowie in den Eiern vor. A und B zusammen sind in gemeinsamer Wirksamkeit zur Erhaltung des Wachstums nötig und finden sich daher auch vielfach verbunden in Milch, Fett, Fleisch, Eiern und grünem Gemüse. Der Faktor C, der antiskorbutische, findet sich hauptsächlich in frischen Gemüsen und Früchten; alle drei finden sich in Milch, Butter, Lebertran, frischen Gemüsen (besonders reichlich in Tomaten). Ein Präparat, welches reich an allen Vitaminen ist, ist die Vitaminose-Klopfer in Tablettenform, besonders gegen einseitige Ernährung und anämische Zustände, auch Rubio (flüssiges Präparat).

Bei Skrofulose soll neben Darreichung von Milch die Diät vorwiegend eine vegetabile sein, Obst, Spinat, Salat, Schoten, grüne Gemüse, Fleisch und Eier in mäßigen Mengen, ebenso Kartoffeln und Mehlspeisen.

Die Rachitis verlangt vorwiegend Fleischdiät, Milch, Leguminosen neben innerer Darreichung von Phosphor, die Chlorose alle Nährstoffe, vorzugsweise animalische, reichlich Fett und Milch, Eiweiß in mittleren Gaben, ziemlich reichlich Kohlenhydrate, vor allen Dingen möglichst eisenhaltige Nahrungsmittel (Ochsenfleisch, Fisch, Hühnerei, Spinat und Salate).

Bei Nierenkranken soll die Diät möglichst salzarm und fleischfrei sein. Von der reinen Milchdiät ist man in letzter Zeit wohl mehr zurückgekommen, ihr Quantum ist individuell zu bemessen. Eier sollen nicht zu viel, dagegen reichlich Fett gegeben werden. Zu empfehlen ist ferner reichliche Zucker- und Milchzufuhr; Eier sollen nur gekocht oder gebraten genossen werden. Das Gemüse soll ohne Salz, die Butter entsalzt gereicht werden. Ganz zu verbieten sind reizende Speisen wie Rettich, Radieschen, Zwiebeln, Sellerie, Senf, ebenso Alkohol.

Salzarme Diät ist neuerdings auch bei der Netzhautablösung empfohlen, weil dabei viele Flüssigkeit aus dem Körper ausgeschieden wird.

Bei Diabetikern ist keine Kostform für alle Fälle gemeinsam gegeben. Eine Einschränkung der Nahrung wirkt auf die diabetische Stoffwechselerkrankung günstig, wie der Krieg gelehrt hat, wenn man vor Einseitigkeiten sich hütet. Fettleibige sollen sich Fettbeschränkung auferlegen, Abgemagerte soll man langsam auffuttern. 1—1,2 g Eiweißzufuhr pro Kilo Körpergewicht sind im allgemeinen genügend. Über Opiate, Alkalien und Brunnenkuren s. die betreffenden Abschnitte.

Bei Gichtikern sind sich alle Autoren, trotz der Unterschiede in der Auffassung der Pathogenese der Krankheit, darin einig, daß die Diät möglichst purinfrei oder wenigstens purinarm sein soll, d. h. also, sie soll vorwiegend, nicht ausschließlich, fleischfrei sein, wobei allerdings Leber, Niere, Milz, Thymus und Pankreas als purinreiche Teile völlig gemieden werden müssen, möglichst auch solche Gemüse, die zum Teil nicht unbeträchtlichen Puringehalt besitzen, wie Spinat und Tomaten. Vorwiegend sollen Milch, Eier, Brot, Mehlbreie und Mehlspeisen, Obst, Salat, Fruchtsuppen genossen werden; Kaffee, Kakao, Alkohol nicht zu viel. Das Fleisch soll möglichst gekocht gereicht werden. Läßt sich eine ganz purinfreie Diät nicht durchführen, soll man Purinkarenztage oder -wochen einführen. Zu sehr soll hier auf Einzelheiten nicht eingegangen werden. Jeder Fall hat ja auch seine Eigenart und oft genug wird das Zusammenarbeiten mit dem Allgemeinpraktiker sich als nützlich oder auch notwendig erweisen. Über verschiedene der in Betracht kommenden Fragen wird der Leser auch Aufschlüsse in den einzelnen Abschnitten über Allgemeinbehandlung finden.

Bei der Untersuchung der Augen selbst denke man stets daran, daß es sich um ein sehr empfindliches Organ handelt, dessen Empfindlichkeit durch eine Entzündung gelegentlich bis zur Unerträglichkeit gesteigert werden kann. Man darf die Lider nicht brüsk und mit Gewalt auseinander ziehen. Bei starkem Lidkrampf träufele man lieber einen Tropfen Cocain ein, um das Auge weniger empfindlich zu machen. Jedenfalls aber soll man sich stets genau über den Zustand des Auges unterrichten, wobei man, besonders bei skrofulösen Augenleiden, nicht selten gezwungen ist, den Desmarresschen Lidhalter einzulegen, natürlich nach vorheriger Cocainisierung. Auch bei starken Schwellungen der Lider ist man oft zu gleichem Vorgehen genötigt, wie bei der Blennorrhöe der Bindehaut. Beim Öffnen der Lider, besonders bei dem eben genannten Leiden, sehe man sich vor, daß Sekret nicht dem Untersucher oder dem Wartepersonal in das Auge spritzt.

Die Einteilung des Stoffes ist in der Weise erfolgt, daß im allgemeinen Teile im ersten Abschnitt alle in Betracht kommenden allgemeinen therapeutischen Maßnahmen in einzelnen Abschnitten besprochen sind. Aus diesen Abschnitten sind die über Syphilis und Tuberkulose wegen der Häufigkeit und Wichtigkeit, welche ihnen für die Entstehung von Augenleiden zukommt, herausgehoben und in ihren therapeutischen Maßnahmen zusammenhängend besprochen. Ihnen folgen die Abschnitte über Sero- und Organotherapie, Reiz-, Licht- und Strahlenbehandlung, Anwendung der Elektrizität, medikamentöse Therapie, Kälte- und Wärmeanwendung, Bäder, Bade- und Brunnenkuren.

Ein zweiter Abschnitt behandelt die örtlichen Maßnahmen,

die mechanische, thermische, medikamentöse und die örtliche Serotherapie, denen sich die Abschnitte über örtliche Licht- und Strahlentherapie, Anwendung des elektrischen Stromes in seinen verschiedenen Formen anschließen. Im speziellen Teile sind dann die einzelnen Augenleiden angeführt und ist bei ihnen die in Betracht kommende Behandlung kurz angegeben. Zur genaueren Orientierung wird dann der Leser allerdings stets sich Rat in den betreffenden einzelnen Abschnitten des allgemeinen Teiles holen müssen.

Außerhalb des Rahmens des Büchleins liegt die Besprechung der optischen und operativen Therapie, doch finden sich auch hier kurze Hinweise in dem speziellen Teil.

# A. Allgemeiner Teil.

## I. Allgemeinbehandlung.

### 1. Tuberkulose.

Die Ansichten über die Art und Weise, in der die Heilwirkung des Tuberkulins zustande kommt, gehen erheblich auseinander. Im wesentlichen sind es zwei Anschauungen, die sich gegenüberstehen. Die eine erblickt in dem Tuberkulin ein Mittel, das eine im Verlauf einer tuberkulösen Erkrankung entstehende, aber unvollkommene Immunität steigern und den Widerstand des Körpers gegen die Bacillen erhöhen will. So sollen die Körperzellen befähigt werden, spezifische Antistoffe zu bilden, es soll also die dauernde Steigerung der cellulären Immunität erreicht, die Krankheit dauernd geheilt werden (Petruschky, Deycke-Much, Liebermeister, Ponndorf).

Die andere Anschauung hält die direkte aktive Immunisierung und die dauernde künstliche Immunitätssteigerung durch Tuberkulinpräparate für unmöglich und sieht die Wirksamkeit begründet in einer lokalen Herdreaktion des Gewebes, die durch Überempfindlichkeit zustande kommt und eine celluläre Abwehrerscheinung ist. Die Heilwirkung sei begründet in einer lokalen Herdreaktion, die die im Krankheitsherde vorhandenen Antigene ausschwemmt und so indirekt immunisatorische Vorgänge auslöst. Durch diese Steigerung wird das tuberkulöse Gewebe in erhöhtem Maße mit den im Blute vorhandenen Schutzstoffen in Berührung gebracht und so die Heilung erreicht (Wassermann, Uhlenhuth, Hayek, Neufeld).

Wesen der Überempfindlichkeit und Zustandekommen der Tuberkulinreaktion sind noch nicht geklärt.

Die Zweifel, die früher in ophthalmologischen Kreisen vielfach über die Heilwirkung des Tuberkulins bestanden, sind wohl durch A. v. Hippels bekannte Arbeiten als beseitigt anzusehen und es ist wohl jetzt allgemein anerkannt, daß wir im Tuberkulin ein wertvolles Mittel besitzen, die Behandlung tuberkulöser Erkrankungen

Tuberkulose. 7

des Auges wirksam zu unterstützen, wobei wir freilich nicht erwarten sollen, daß jede Tuberkulose des Auges durch Tuberkulin zu heilen ist, wie auch eine erfolgreich durchgeführte Tuberkulinkur nicht vor Rückfällen schützt. Dabei mag die in letzter Zeit von verschiedenen Seiten ausgesprochene Ansicht, daß es sich bei der Tuberkulintherapie keineswegs um eine spezifische Therapie handele, unerörtert bleiben.

Kommt es auch bei dem Auge oft auf eine rasch eingreifende Therapie an, um möglichst viel vom Sehen zu erhalten, so ist auf der anderen Seite zu warnen vor einer schematischen Anwendung dieser Therapie.

Die Grundlage für ihre Anwendung bei den verschiedenen Formen der Augentuberkulose, zu der wir auch die Skrofulose rechnen, beruht auf drei Faktoren, dem Augenbefund unter Berücksichtigung des pathologisch-anatomischen Typus, dem allgemeinen Befund und dem Immunitätstypus. Hiernach richtet sich Wahl und Anwendungsmethode, Wahl und Wechsel der für den Fall angezeigten Tuberkulinpräparate.

Fassen wir mit Ranke die Tuberkulose als Allgemeinerkrankung auf, die den ganzen Körper, nicht ein einzelnes Organ befällt, so müssen wir nach ihm drei charakteristische Entwicklungsstadien unterscheiden, die primäre Knötchenform, zu der die jugendlichen Frühformen, Iristuberkel mit Knötchenbildung, gehören, die typischen sekundären Formen der Überempfindlichkeitsepoche, bei der akute Entzündungen im Vordergrunde stehen (nach Schieck periphlebitische Prozesse der Retina, diffuse Iritis und Iridocyclitis, anaphylactische Skrofuloseformen), schließlich die Spätformen, besonders der Iristuberkulose mit häufigen Rückfällen und Glaskörpertrübungen, bei denen eine teilweise Immunität eingetreten ist.

Diesen drei Formen entspricht die verschiedene Wirkung des Tuberkulins: mit normaler Giftempfindlichkeit im ersten, Überempfindlichkeit im sekundären und relativer Giftempfindlichkeit im dritten Stadium (eingetretene Teilimmunität).

Das verschiedene Verhalten der Augentuberkulose gegen Tuberkulin ist also durch den jeweiligen Immunitätszustand bedingt.

Wir werden danach die besten Erfolge bei der ersten Form zu erwarten haben, weniger gute, vielleicht gelegentlich Schädigung, bei der zweiten, bei der vielleicht oft die Proteinkörpertherapie besser wirkt, während man wieder mehr Erfolg vom Tuberkulin bei der dritten Form sieht. Allerdings kann nach Köllner die Überempfindlichkeit der zweiten Form durch große Dosen ausgeglichen werden.

Als allgemeine Regel bei der Behandlung gilt weiterhin, daß man mit kleinen Dosen beginnen, sich gewissermaßen einschleichen und stärkere Reaktionen vermeiden soll. Allerdings tritt hier eine gewisse Verschiedenheit der Auffassung hervor, was unter stärkerer Reaktion zu verstehen ist. Während die einen bei niedrigen Dosen bleiben und jede Temperatursteigerung verwerfen, ist für die anderen die Fiebersteigerung nur das Zeichen, zunächst einmal unter die letzte Dosis herunterzugehen, um später wieder zu steigen.

Was die gleich zu besprechenden Präparate betrifft, so haben alle ihre Anhänger und Gegner; es ist schwer, ein bestimmtes Urteil zu fällen, welches Präparat bei dem einzelnen Fall das wirksamste sein wird. Man bleibt hier auf das Versuchen angewiesen und soll sich, wenn ein Präparat nicht wirkt, nicht gleich abschrecken lassen, sondern einen Wechsel vornehmen, der zu dem gewünschten Ziele führen kann. Das Hauptaugenmerk soll bei der Wahl des Präparates möglichst auf die Herdreaktion gelegt werden, die gerade am Auge leicht festzustellen ist. Kommt man mit dem einen Präparat nicht weiter, so soll man ruhig zu einem anderen greifen.

Eine gewisse Vorsicht empfiehlt sich, wenn außer der Augentuberkulose noch weitere tuberkulöse Organerkrankungen vorliegen, und soll man nicht über die Dosen hinausgehen, wie sie bei der Schwindsucht angewendet werden. Liegen derartige Komplikationen nicht vor, so braucht man nicht zu zaghaft zu sein und nicht zu kleine Dosen zu nehmen. Im allgemeinen soll man allerdings bestrebt sein, mit kleinen Dosen auszukommen und nur die Dosis erhöhen beziehungsweise das Präparat wechseln, wenn die Heilung nicht fortschreitet. Nach erfolgter Heilung soll man möglichst den Patienten noch ein halbes Jahr lang ambulatorisch weiter behandeln mit kleinen Dosen, von denen eine stärkere Reaktion nicht zu erwarten ist (alle 2—3 Wochen $^3/_{500}$—$^5/_{500}$ Neutuberkulin oder $^1/_2$—1 mg Alttuberkulin oder $^1/_{1000}$—$^3/_{500}$ Emulsion oder 0,5—0,8 Rosenbachsche Stammlösung).

Von den verschiedenen Präparaten sind die ältesten die Kochschen. Sie sind aktiv immunisierende Substanzen aus Produkten der Tuberkelbacillen, ähnlich sind die Präparate von

Denys und Beraneck. Versuche mit passiv immunisierenden Mitteln sind gleichfalls gemacht, doch liegen darüber keine Erfahrungen vor.

Das Kochsche Alttuberkulin enthält die in Wasser und Glycerin löslichen Stoffe des Nährbodens und der Bacillenmasse, vor allem die Gifte der Tuberkelbacillen. Man versucht also damit den Körper gegen das tuberkulöse Gift zu festigen. Das Neutuberkulin und die Bacillenemulsion ist eine Aufschwemmung der Vollbacillen, die durch Zerhämmern und Zerreiben aufgeschlossen sind, so daß sie vom Körper angegriffen und verarbeitet werden können (Deycke), also eine Vaccine, die noch Tuberkulin enthält. Bei Einspritzung sucht man also den Körper nicht nur gegen das Gift, sondern gegen die ganzen Vollbacillen zu festigen. Tuberkulin A. F., Kochs albumosefreies Tuberkulin, gewonnen von Tuberkelbacillen, die auf einer albumosefreien Salzlösung gezüchtet sind, zeigt eine mildere Wirkung als das Alttuberkulin. Die Dosierung ist dieselbe wie die des Alttuberkulins und kann man an eine Anfangskur mit Tuberkulin A. F. eventuell eine solche mit Bacillenemulsion anschließen.

Was die Dosierung anlangt, so fängt man beim Alttuberkulin mit 0,001 mg an und steigt um einen oder mehrere Teilstriche bis 1 mg, setzt die Steigerung fort bis zu 5 oder 10 mg, welche Dose bei Lungenkranken nicht zu überschreiten ist.

Bei Neutuberkulin wird von 0,0002 ccm der Originalflüssigkeit, die mit 20%iger Glycerinlösung verdünnt wird, jeden Tag um einen Teistrich gestiegen, bis bei der 10. Injektion die volle Spritze, gleich 0,002 ccm, erreicht ist; dann Steigerung der Dosis jedesmal um 0,002 ccm bis 0,02 erreicht ist. Von da an steigt man um 0,01—0,1 ccm, welche Gabe nicht überschritten werden soll, und welche man wöchentlich 1—2 mal geben kann.

Bei der Bacillenemulsion ist die Anfangsdosis 0,0001 ccm. Man steigert die Dosis sehr vorsichtig bis auf 0,001. Werden die Dosen gut vertragen, so kann man bis zu 0,1 ccm allmählich weiter steigern. Bei Eintritt stärkerer Reaktion Unterbrechung der Kur.

Die „sensibilisierte" Bacillenemulsion-Höchst wird in einer Lösung von 1 : 1 000 000 000 angewendet, von der ein Teilstrich eingespritzt wird. In Zwischenräumen von 6—8 Tagen steigt man auf das 5—10fache, dann langsamer um die doppelte Menge. Bei 0,5 ccm der Originalemulsion ist das Maximum erreicht.

Alle diese Präparate werden jetzt in fertigen sterilen Lösungen in entsprechender Verdünnung von den Apotheken geliefert, wodurch für den Arzt die Behandlung sehr vereinfacht wird (Hadra-Berlin, Kaiser-Friedrich-Apotheke). Ebenso wird das Tuberkulin Beraneck in fertigen Verdünnungen geliefert. Die Lösungen dieses letzteren tragen die Bezeichnungen A—H und richtet sich die Anfangsdosis nach der Reaktion des Kranken bei einer Probeeinspritzung mit Alttuberkulin. Bei der Reaktion auf 0,0001 Alttuberkulin wird ein Teilstrich von A8 eingespritzt und an jedem 2.—3. Tage um einen Teilstrich gestiegen. Nach 10 Teilstrichen beginnt man mit einem Teilstrich von A4, steigt in gleicher Weise um einen Teilstrich und gelangt so allmählich zu den übrigen stärkeren Lösungen bis zur Lösung H.

Erfolgt die Reaktion des Kranken auf Alttuberkulin erst bei 0,002 oder 0,005, kann man gleich mit einem Teilstrich von A beginnen.

Die Behandlung mit Partialantigenen nach Deycke-Much beruht darauf, daß der lösliche Giftstoff, das eigentliche Tuberkulin, ausgeschaltet und mit unlöslichen Eiweiß- und Fettkörpern des Bacillenleibes behandelt wird. Der Rückstand der eigentlichen Bacillenmasse wird in seine Einzelheiten zerlegt und diese werden in verschiedener Zusammensetzung und Mischung zu Einspritzungen verwendet (A, F und N) oder es wird mit dem unveränderten Eiweiß-Fettgemisch behandelt (M, Tb, R).

Für die Praxis einfacher ist das letztere Verfahren, aber auch hier soll man vor Einleitung der Behandlung Probestiche mit A, F und N anlegen und 0,1 ccm der Lösung in die oberste Hautschicht spritzen. Es entstehen so linsengroße, weiße Quaddeln. Man nimmt dazu eine Lösung A Nr. 8—5, von F Nr. 5—2, N Nr. 4—1, beginnt mit der schwächsten Lösung und muß für jedes Partigen eine besondere Spritze haben, also für die drei Probestiche 11 Spritzen und Nadeln (alles dazu Nötige mit Anweisung wird von Kalle & Co., Biebrich, geliefert). Als Gegenprobe macht man einen Einstich mit karbolhaltiger Kochsalzlösung, die wirkungslos bleiben muß. Sämtliche 13 Probestiche sollen in einer Sitzung gemacht werden, das Ergebnis ist am 4. Tage an den Stellen abzulesen. Jedoch soll man noch länger beobachten, um ein Bild von den Abwehrkräften bzw. deren Mangel zu bekommen. Unabhängig von dem Ausfall der Probestiche beginnt man mit 0,1 ccm der Aufschwemmung Nr. 9 und steigt bei täglichen Einspritzungen (in der Anstalt! ambulatorisch bei leich-

Tuberkulose. 11

teren Fällen) zweimal wöchentlich mit Nr. 9 von 0,1 zu 0,2 und 0,4 ccm, Nr. 8 0,15, 0,3, 0,6 ccm, Nr. 7 0,1, 0,2, 0,4 ccm.

Ein Vorzug der Antigenbehandlung gegenüber der üblichen subcutanen Methode hat sich bisher nicht ergeben. Bei eczematösen Erkrankungen soll sie nach einzelnen Autoren sogar weniger wirksam sein.

Das Rosenbachsche Tuberkulin ist gewonnen durch Überwuchern des Tuberkelbacillus mit Trichophyton und ist weniger giftig als die anderen Tuberkuline. Man soll mit einer Probeinjektion von 0,01 ccm beginnen zur Feststellung der Empfindlichkeit. Je nach dieser steigt man von 0,01 oder 0,2 ccm, indes man jeden 2. oder 3. Tag oder seltener um 0,1 oder weniger steigert. Man soll nicht rasch steigern und gelangt meist ohne Störung zu 1 ccm. Treten schon vorher bei 0,4 oder 0,7 ccm stärkere Reaktionen auf, so muß man aussetzen und dann wieder mit derselben oder einer geringeren Dosis wieder anfangen. Hat man die Dosis 1,0 erreicht, so kann man nach einer kleinen Pause die Reihe wiederholen. Manche geben nur mittlere Dosen bis 0,5 und in Zwischenräumen von 3—8 Tagen für längere Zeit.

Das Friedmannsche Mittel schließlich ist eine Aufschwemmung lebender säurefester Bacillen von tuberkulös erkrankten Schildkröten, die für Menschen und Warmblüter keine krankmachenden Eigenschaften besitzen sollen. Die Einspritzung erfolgt in die Glutäalmuskulatur. Die bisherigen Erfahrungen gestatten noch keine sicheren Schlüsse auf seine Wirksamkeit.

Die subcutanen Einspritzungen werden in der Regel in die Haut des Armes, Rückens oder der Brust gemacht, ihre Anwendung ist wohl die gebräuchlichste bei der Tuberkulosebehandlung.

Neben ihr kennen wir noch die intracutane und die percutane. Für erstere hat Wolff-Eisner eine eigene Methode ausgearbeitet. Er spritzt sein Mischtuberkulin, d. h. eine Mischung von Alt- und Neutuberkulin, an 2—3 Stellen des Armes, je $1/3$ ccm einer Lösung $1/1000-1/100$ ein, so daß eine Quaddel der Haut entsteht. Solange eine Stichreaktion eintritt, darf die Dosis nicht gesteigert werden. Man braucht meistens nicht über $1/10$ mg hinauszugehen und vermeidet wenigstens so sicher Fieber.

Eine weitere Verbreitung als die Wolff-Eisner-Methode hat wohl die nach Ponndorf gefunden. Sie besteht darin, daß auf der Haut des Oberarmes 20—25 dicht nebeneinander stehende seichte Einschnitte (am besten mit einer Impflanzette) gemacht werden, die nur die Epidermis durchdringen. Auf die so entstandene etwa fünfmarkstückgroße Wunde wird dann ein Tropfen Alttuberkulin eingerieben. Nach 24—48 Stunden tritt an der geimpften Stelle eine mehr oder minder starke Entzündung ein, welche in 5—10 Tagen, oft erst in längerer Zeit ausheilt. Leichte Pigmentation an der geimpften Stelle verliert sich von selbst, leichte Fiebererscheinungen, die schnell vorübergehen, sind nicht selten.

Ponndorf läßt nach 4 Wochen der ersten Einreibung die zweite folgen, nach weiteren 4 Wochen eine dritte, auch die Kur nach der Heilung längere Zeit fortsetzen. Wir haben bei akuten Entzündungen skrofulöser Kinder in der Regel schon nach 14, gelegentlich auch schon nach 8 Tagen die Impfung wiederholt und sie je nach der Schwere des Falles im ganzen 3—7- und 8 mal gemacht. Üble Folgen haben wir nie danach gesehen. Auffallend ist bei skrofulösen Kindern nicht selten die schon nach wenigen Tagen eintretende subjektive Euphorie.

Ponndorf hat neuerdings zwei Präparate herstellen lassen, eins lediglich für Skrofulose bzw. Tuberkulose, das andere für Mischformen, die in sterilen Ampullen erhältlich sind (Sächsische Serumwerke, Dresden).

Die percutane Anwendung nach Petruschky geschieht mit seinem Linimentum tuberculini compos., das in verschiedenen Verdünnungen 1 : 5, 1 : 25, 1 : 150, für besonders empfindliche Kranke 1 : 5000 und 1 : 25 000 vorrätig ist. Man beginnt in der Regel mit der Verdünnung 1 : 150, von der man jeden 4. Tag die beiden ersten Male 1, dann 2, dann 3, 4 und 5 Tropfen einreibt, geht dann zu 1 : 25 und schließlich zu 1 : 5 über, von denen man jeden 7. Tag, gleichfalls mit 1 Tropfen beginnend, zweimal 1, zweimal 2, 3, 4 und 5 Tropfen einreibt, wonach eine Pause von 2—4 Wochen eintreten soll. Für sehr unempfindliche und gutgenährte Patienten gibt es noch ein Linimentum tub. comp. concentrat., das in gleicher Weise wie die beiden letzten angewendet wird. Bei Auftreten erheblicher Müdigkeit wiederholt man die schwächere Dosis und läßt den Kranken liegen. Man soll die Einreibung stets mit einem Glasstab vornehmen und die Kur mehrere Monate lang fortsetzen. Bernheimer hat es bei skrofulösen Kindern, besonders zu Nachkuren, empfohlen.

Das Ectebin schließlich, eine Salbe, die außer dem konzentrierten Tuberkulin die abgetöteten Leiber humaner und boviner

Tuberkelbacillen enthält, wird zur percutanen Behandlung von manchen Seiten gerühmt. Man soll Brust und Rücken in 1—4 wöchentlichen Zwischenräumen damit einreiben, mit fortlaufenden Einreibungen soll man eine positive Anergie erreichen können, auch sollen die Einreibungen günstig wirken auf die Vermeidung von Rezidiven. Allerdings wird von anderer Seite seine Wirkung als nicht ungefährlich hingestellt.

Wichtig ist es bei allen Tuberkulinspritzkuren, vorher 1—2 mal täglich die Temperatur des Kranken zu messen und auch während der Kur die Schwankungen durch 3 malige Messungen zu kontrollieren. Die Durchführung einer derartigen Kur läßt sich daher im allgemeinen nur in einer gutgeleiteten Anstalt durchführen, während allerdings die nach Beendigung der Hauptkur nachfolgenden Einspritzungen ambulatorisch gemacht werden können. Das Gleiche gilt für die partialantigene Behandlung nach Deycke-Much, während die Behandlung nach Ponndorf und Petruschky und mit Ectebin ohne Bedenken ambulatorisch stattfinden kann.

Man kann auch einzelne Tuberkulinkuren, so besonders die nach Petruschky und Ponndorf, mit intracutaner oder intramuskulärer Proteinkörpertherapie (s. u.) kombinieren, wie diese letztere auch allein zweifellos in manchen Fällen tuberkulöser, besonders aber skrofulöser, Erkrankungen des vorderen Abschnittes bei Kindern gelegentlich glänzende Erfolge zeitigt.

Zur percutanen Behandlung ist von einzelnen Seiten die Einreibung mit dem Spengler-Immunkörper empfohlen, der aus dem gesamten Blut, insbesondere den roten Blutkörperchen, hergestellt ist, also eine passive Immunisierung bewirken soll. Man reibt von einer Lösung 1 : 50 000 bis zu 1 : 20 000 Monate hindurch ein. Einzelne Autoren wollen damit gute Erfolge erzielt haben (Bock), andere wiederum haben keine Erfolge davon gesehen. Weitergehende Anwendung in der Augenheilkunde scheint diese Behandlungsart nicht gefunden zu haben.

Über die Behandlung mit Tebelon, einem Ölsäurebutylester, von dem 1 ccm einer 1%igen Lösung subcutan oder intramuskulär eingespritzt wird, um die Bildung von Antikörpern zu erreichen, die das Wachs des Tuberkulosebacillus abbauen sollen, liegen Erfahrungen in der Augenheilkunde nicht vor.

Zusammenfassend darf man Romberg wohl zustimmen, wenn er sagt, daß das Tuberkulin bei vielen Kranken das „unentbehrliche spezifische Mittel zur Förderung der natürlichen Heilungsvorgänge bei der Tuberkulose" ist. Wenn auch einzelne Methoden, wie Petruschkys und Ponndorfs, keine ausreichend sichere Dosierung gestatten, so könnten sie doch in geeigneten Fällen auch gutes leisten. Da uns ein unmittelbar wirksamer Impfstoff nicht zur Verfügung steht, soll man natürlich nicht mit übertriebenen Erwartungen an die Behandlung herangehen, ja man kann sogar gelegentlich, wenn der Körper aus Schwäche oder einem anderen Grunde die Heilstoffe nicht liefern kann, durch die Behandlung schädlich wirken.

Neben dieser spezifischen Behandlung ist von Schnaudigel eine chemotherapeutische mit Chrysolgan eingeführt worden. Das Chrysolgan, Aurocantharidin, 50% Au. enthaltend, ist ein hellgelbes Pulver, das das Wachstum der Tuberkelbacillen in einer Verdünnung 1 : 1 000 000 hemmt, daneben die Schutzstoffe des Organismus mobilisiert und die Antikörper zur Tätigkeit anregt. Das Pulver löst sich sofort in sterilem doppelt destillierten Wasser. Man soll 1—2mal wöchentlich 0,05 bei Kindern, 0,1—0,3 bei Erwachsenen intravenös geben, 0,3 soll im allgemeinen die höchste Dosis sein, über die man nur selten bis 0,4 gehen soll. Durchschnittlich werden 7—8 Injektionen gemacht, die höchste Zahl waren 12 Einspritzungen, die höchste Gesamtdosis 2,4 g. Man beobachtet gelegentlich nach den Einspritzungen geringe vorübergehende Temperatursteigerungen, auch hinterher und am nächsten Tage Mattigkeit. Hautausschläge, Stomatitis, Albuminurie können danach auftreten.

Kombiniert kann diese Behandlung werden mit kleinen Dosen Hydrargyrum am Tage der Einspritzung, auch kleine Dosen Tuberkulin können 24 Stunden später gegeben werden. Ebenso kann sie natürlich mit Solbädern, Bestrahlungen des ganzen Körpers, örtlicher Bestrahlung mit Radium (s. daselbst) verbunden werden. Besonders wirksam soll sie sein bei frischer Choreoiditis und Iridocyclitis, aber auch bei chronischen Uveitiden, Iritis serosa, tuberkulöser Keratitis und hartnäckiger Episkleritis.

Es ist selbstverständlich, daß mit der Tuberkulin- bzw. Chrysolganbehandlung die Behandlung der Tuberkulose und Skrofulose nicht erschöpft sein soll. Luft, Licht, Sonne, Höhenklima, gute und reichliche Ernährung, parenterale Eiweißtherapie sollen zur Allgemeinbehandlung mit herangezogen werden. Genügt doch für manche Kranke das Verweilen in einem Höhenluftkurort, skrofulösen Kindern wiederum hilft eine Kur in einem Solbade oder an der See besser. Auch die allgemeine und örtliche

Strahlentherapie, Lichtbehandlung und Höhensonne werden in vielen Fällen sich vorteilhaft erweisen.

Ebensowenig soll die medikamentöse Therapie vernachlässigt werden: der Lebertran in seinen verschiedenen Formen, das von Wessely empfohlene Calcium sowie das von Stock neuerdings zur Nebenbehandlung als brauchbar gefundene Silicium, das die Narbenbildung in den tuberkulösen Herden erleichtern soll, seien hier erwähnt. Man vgl. das Nähere in den betreffenden Abschnitten.

## 2. Syphilis.

Für die Behandlung der Syphilis des Auges kamen im wesentlichen bisher drei Mittel in Betracht: das Quecksilber, das Salvarsan und das Jod.

Das Quecksilber wird endermal, hypodermal bzw. intramuskulär und innerlich angewendet. Von der neueren intravenösen Anwendung zusammen mit dem Salvarsan wird weiter unten die Rede sein. Bäder in Form der Sublimatbäder kommen wohl nur bei angeborener Syphilis zur Anwendung.

Für die endermale Einverleibung kommt die alte Einreibekur mit grauer Salbe in Betracht. Statt des offizinellen Ungt. hydrarg. ciner. ist auch das Ungt. hydrarg. c. Resorbino parat. empfohlen, von einzelnen Autoren Sapo ciner. (Unna). Frauen, denen die Anwendung der Quecksilbersalben verheimlicht werden soll, läßt man mit Zinnoberrot gefärbter Salbe „massieren".

Die Kur wird in der Art vorgenommen, daß an 6 aufeinanderfolgenden Tagen erst der rechte, dann der linke Oberarm, dann der rechte und der linke Oberschenkel, zum Schluß der rechte und linke Unterschenkel eingerieben werden. Sind so nach 6 Tagen die Extremitäten eingerieben, so läßt man am 7. Tage im warmen Bade die Salbe mit Seife abwaschen; an diesem Tage wird nicht eingerieben. Am 8. Tage beginnt dann wieder die neue Tour. Man kann natürlich auch Änderungen der Art und Weise vornehmen, daß man Ober- und Unterschenkel auf einmal, und statt dessen Bauch und Rücken — oder besser noch die Seitenteile des Thorax — einreiben läßt. In anderen Anstalten besteht die Tour aus 5 aufeinanderfolgenden Einreibungen mit Bad am 6. Tage, bei zarten Individuen schiebt man auch wohl nach 4 Einreibungen das Bad ein.

Man soll möglichst stärker behaarte Teile vermeiden, reibt deshalb lieber die Beuge- als die Streckseiten, oder, wie erwähnt, die Seitenwände des Thorax ein. Am besten werden die Einreibungen abends vorgenommen, hinterher wird ein Trikothemd mit langen Ärmeln zum Schutz der Bettwäsche, bei Einreibungen der Beine eine Unterhose angezogen. Man nimmt für jede Einreibung 3—4—5 g Salbe, die etwa 15 Minuten lang durch gleichmäßiges, nicht zu starkes Reiben der Haut einverleibt wird, welche nach vollendeter Einreibung nicht mehr glänzend, sondern mattgrau oder blauschwarz aussehen soll. Goldene Ringe sind vorher abzunehmen! Wird von Hilfspersonen eingerieben, so sollen diese lederne Handschuhe anziehen, was empfehlenswerter ist als mit Gummipapier überzogene Polster oder stempelartige Instrumente zu benutzen. Die Dauer der Kur soll 5—6 Wochen betragen, nicht gut kürzere Zeit, bisweilen ist längere Zeit notwendig.

Welander läßt die Salbe nur etwa vorn auf der Brust aufstreichen und den aufgestrichenen Teil mit leinenem Tuche bedecken.

Während der Kur ist auf Pflege des Mundes und der Zähne zu achten. Täglich 10—12maliges Spülen des Mundes mit Wasser, dem etwas Ratanhia- oder Myrrhentinktur zugesetzt ist, Lösungen von Borax (2—3%) oder Alaun, auch Wasserstoffsuperoxydlösung, 2 Teelöffel auf ein Glas Wasser, oder Liq. alumin. acet., $^1/_2$ Teelöffel auf ein Glas Wasser. Sehr geeignet sind auch die Zahnpasten Pebeco und Kalichlora, Formaminttabletten. Nach den Mahlzeiten jedesmal die Zähne putzen mit weicher Bürste! Rauchen lassen oder möglichst einschränken! Wichtig ist auch gute, kräftige Ernährung während der Kur.

Bei Ausbruch einer Stomatitis mercurialis muß man die Kur unterbrechen, die Salbe durch ein warmes Bad entfernen, die Mundspülungen fortsetzen, etwaige Geschwüre der Schleimhaut 1—2mal täglich mit 2—3%iger Chromsäurelösung oder Wasserstoffsuperoxydlösung pinseln. Weniger empfehlenswert 10%ige Argent.-nitric-Lösung, die bei längerer Anwendung Schwarzfärbung der Zähne hervorruft. Bei stärkerer Salivation gibt man 1—2mal täglich $^1/_2$ mg Atropin in Pillenform. Mercurialeczeme werden am besten dadurch vermieden, daß man, wie oben erwähnt, weniger behaarte Stellen des Körpers einreiben läßt. Das Mercurialerythem ist eine Gegenanzeige für die Einreibungskur; es heilt, allerdings langsam, unter Pudern mit Streupulvern.

Um Störungen des Darmkanals zu vermeiden, die besonders bei innerer Darreichung des Hg. eintreten, sei die Diät eine

## Syphilis. 17

leichte. Fette, schwer verdauliche blähende Speisen sind zu vermeiden, eventuell die Kur zu unterbrechen. Einzelheiten s. u. bei „Innerer Darreichung".

Wegen gelegentlich eintretender Nierenstörungen ist bei der Schmierkur eine öftere Untersuchung des Harns notwendig.

Für die subcutane und intramuskuläre Einverleibung des Hg. stehen uns eine große Reihe von Präparaten zur Verfügung. Von Levin wurden zuerst die 1%igen wässerigen Sublimatlösungen angegeben, deren Brauchbarkeit noch durch den Zusatz von Natr. chlorat. zur Lösung verbessert wird (Sublimat. 0,3, Natr. chlorat. 1,0, Aq. destill. 30,0); man gibt eine Spritze von 1 g 0,01 Sublimat oder jeden 2. Tag 2 g = 0,02 Sublimat. Weiterhin gelangen zur Anwendung Peptonquecksilber, Serumalbumin-Hg in 1—2%iger Lösung, gleichfalls jedesmal 1 g der Lösung jeden 2. Tag intramuskulär. Von wässerigen Lösungen werden benutzt Hg. oxycyanat. 0,25 : 100,0 und die Hirschsche Lösung, Hg. oxycyanür mit Zusatz von Acoin zur Verringerung der Schmerzen. Auch hiervon täglich eine Spritze. Die Zahl der Einspritzungen soll insgesamt 30 betragen, mehr als 40 sind nicht zu empfehlen.

Weitere Präparate sind Asurol, 5%ige Lösung, jeden 2. Tag 2 ccm; soll wenig schmerzhaft sein.

Novasurol, 1—2 ccm einer 10%igen Lösung, wird 3 mal wöchentlich intramuskulär in die Glutäalgegend eingespritzt. Es ist besonders geeignet für schwächliche Kranke und solche mit empfindlichen inneren Organen. Bei einer Kur von 6 Wochen mit 20 Injektionen wird über 1,3 Hg gegeben. Die Ampullen enthalten 2,2 ccm, man beginnt mit 1 ccm, um die Toleranz zur prüfen, und steigt dann.

Embarin (Mercurisalicylsulfonsaures Natr.) mit 3% Hg wird unter Zusatz von $1/2$% Acoin gleichfalls intraglutäal eingespritzt. Man beginnt mit 0,4, steigt auf 0,8 und 1,2 ccm und macht alle 2—3 Tage eine Einspritzung, im ganzen 10—12. Es ist in Ampullen von 1 ccm vorrätig. Die Einspritzungen sollen schmerzlos sein und beeinflussen auch nichtluetische Affektionen günstig. Über die Kombination mit Salvarsan s. daselbst.

Hydrarg. formamidat., wässerige 1%ige Lösung, subcutan täglich oder jeden 2. Tag 1 ccm, im ganzen 30—40 Einspritzungen.

Enesol ist ein lösliches Arsen-Quecksilbersalz, vorrätig in Ampullen zu 2 ccm, deren jede 0,06 Hg enthält. Man spritzt jeden 2. Tag 2 ccm subcutan oder intramuskulär. Nach 10—12 Injektionen Pause von 8—10 Tagen, dann wieder 10 Injektionen, im ganzen 22. Auch intravenös gibt man es. Für eine Kur genügen 20 Ampullen; es soll bequem und ungefährlich anzuwenden sein.

Von den unlöslichen Präparaten ist am meisten verwendet das Kalomel, suspendiert in Ol. olivar. in einer jedesmaligen Dosis von 0,1, 6—8 Einspritzungen in Zwischenräumen von 8 Tagen für eine Kur. Die Einspritzungen sind recht schmerzhaft. Trotz aller Vorsichtsmaßregeln lassen sich bei ihnen später auftretende Abscesse nicht immer vermeiden. Das Hg. salicyl. wird in Ölemulsion 1 : 9 verwendet, 0,1 pro dosi, 8—12 Injektionen gleichfalls in wöchentlichen Zwischenräumen.

Mercinol, Ol. ciner, wirkt nachhaltig, ist aber gefährlich durch die verlangsamte schlechte Resorption Man soll daher nach der 2 Injektion aufhören, wenn sich an der Injektionsstelle Infiltrate bilden.

Die löslichen Salze werden subcutan zwischen oder unter den Schulterblättern eingespritzt, die unlöslichen intramuskulär im äußeren oberen Quadranten der Hinterbacke; man sticht 2—3 cm tief ein und versichert sich, daß kein Gefäß angestochen ist. Bedecken der Stichwunde mit Heftpflaster.

Reinigung und Desinfektion der Spritzen mit Karbolsäure oder Alkohol, Trocknen des Hohlraums der Nadel durch Ausblasen mit Gummiballon!

Die Wirkung der Einspritzung dauert am längsten beim Kalomel und den unlöslichen Salzen, kürzer bei den wässerigen Lösungen. Etwa eintretende Infiltrate sind nach allgemeinen Regeln mit Ruhe, Umschlägen oder Sitzbädern zu behandeln.

Die intravenöse Einverleibung des Hg, die man in neuerer Zeit versucht hat, scheint keine besonders kräftige antiluetische Wirkung zu besitzen und ist nicht geeignet, eine Depotwirkung zu entfalten.

Durch unberechenbare Aufsaugung aus dem durch reaktive Entzündung veränderten Hg-Depot kann es bei den schwer löslichen Salzen zu plötzlicher Hg-Vergiftung kommen Die alte Schmierkur wird daher noch immer am besten den Forderungen einer gleichmäßigen und energischen Einverleibung gerecht, wenngleich auch hier Vergiftungserscheinungen nicht mit Sicherheit vermieden werden können. Wenn die äußeren Verhältnisse eine Einreibekur nicht wünschenswert erscheinen lassen, wird man zu den Einspritzungen greifen müssen.

Für die innere Darreichung des Hg. kommen in Betracht: Sublimat in Pillenform 4—5 mg pro dosi, 3—4 mal täglich.

## Syphilis.

Kalomel bei Kindern: 0,01—0,02 3 mal täglich, hilft bei Erwachsenen nicht. Statt Sublimat gibt man auch Hg. bijod flav. gleichfalls in Pillenform 0,01—0,015 pro dosi und 0,1—0,15 pro die Gut vertragen auch in größeren Dosen wird das Hg. oxydul. tannic. in Pillen 2,5 : 50 Pillen mit Succ. und Pulv. liquirit. aa q. s., 3 mal täglich 1—2 Pillen. Von neueren Mitteln wären noch zu erwähnen Mergal (Hg. tannic.) 0,05—0,1 pro dosi in Kapseln, 3—6 Kapseln täglich, und Merjodin (Dijodparaphenolsulfolsaures Hg) in Tabletten zu 0,0021 Jod und 0,0033 Hg, täglich 5—6 Stück. 150—200 Stück ersetzen eine schwache Schmierkur. Die Tabletten werden gut vertragen. Hg.-Glidine, ein an Pflanzeneiweiß gebundenes Hg.-Präparat, in Tabletten mit 0,005 Hg, täglich 3 bis 6 Stück nach den Mahlzeiten.

Wie schon oben erwähnt, treten bei innerer Darreichung des Hg. leichter Störungen des Magens und des Darmkanals auf, es ist daher besonders auf leichte Diät, Vermeidung schwer verdaulicher Gemüse, saurer oder sehr fetter Speisen, frischen Obstes zu achten, bei Durchfällen sofort mit den Mitteln auszusetzen, eventuell Opium innerlich. Auch Bier ist nur mit Vorsicht zu genießen. Die Kur bedarf längerer Fortsetzung als die Schmierkur.

Bei angeborener Syphilis kommt in erster Linie die innere Anwendung des Hg in Betracht. Bei kleinen Kindern in den ersten Wochen 3 mal täglich 6—8 mg Kalomel, im Alter von $1/4$ Jahr 1 cg, ältere Kinder 1,5—2,0 cg (0,006—0,01—0,02 Kalomel, Sacchar. 0,3, 3 mal täglich). Grünliche bis grünlichgraue Stuhlgänge!

Äußerlich dient auch zur Behandlung Unnas Hg-Pflastermull, mit dem ein Teil des Körpers bedeckt wird, sowie Sublimatbäder (1—2 g pro Bad in Holzwanne!) täglich oder jeden 2. Tag, auch Sublimatinjektionen 1—2 mg pro dosi alle 8 Tage, im ganzen 5 bis 6 Einspritzungen.

Salvarsan. Von den Salvarsanpräparaten kommen hauptsächlich das Altsalvarsan, das Neosalvarsan und das Silbersalvarsan zur Anwendung. Die zuerst gebräuchliche intramuskuläre Anwendung ist jetzt wohl allgemein verlassen oder findet nur Anwendung bei kleinen Kindern oder Kranken, deren Venen so zart sind, daß die intravenöse Injektion nicht möglich ist. Diese letztere ist die jetzt allgemein gebräuchliche Anwendungsweise entweder mit dem Weintraudschen Apparat oder wohl noch gebräuchlicher mit einer 10 ccm enthaltenden Spritze direkt in die Vene der Ellenbeuge, welche durch Kompression des Oberarmes leicht gestaut wird. Man schiebt die Spitze in der Haut vorsichtig vor und sticht dann in die Vene ein. Daß die Spitze in dem Gefäß liegt, sieht man an dem herausfließenden Blut; hat man das Gefäß nicht getroffen, so sieht man zu den Seiten desselben die Vorwölbung der Haut.

Intramuskulär wird Salvarsan in Öl oder Paraffin. liquid. gelöst eingespritzt, Neosalvarsan einfach in warmem Wasser gelöst mit einem kleinen Zusatz von Kochsalzlösung (0,3—0,45 Neosalvarsan, auf 2 ccm bei Erwachsenen, Kindern weniger; 0,3 Neosalvarsan gleich 0,2 Salvarsan).

Bei der Einspritzung eintretende Kollapsanfälle sind durch Kampferinjektionen zu bekämpfen; nach den Einspritzungen treten bei einzelnen Personen urticariaähnliche Exantheme auf — nach Silbersalvarsan sollen sie seltener beobachtet sein —, welche von selbst vergehen, sowie bitterer Geschmack im Munde. Um das Auftreten von Dermatitis zu verhindern oder doch einzuschränken, ist geraten 5—10 ccm einer 10%igen Afenillösung intravenös einzuspritzen, möglichst 24 Stunden vor der nächsten Salvarsaninjektion. Auch hat man die Afenillösung gleichzeitig mit Salvarsan und als Lösungsmittel desselben eingespritzt. Auch subjektive Beschwerden (Kopfschmerzen, Erbrechen, Übelkeit) sollen weitgehend dadurch beeinflußt werden. Eine Gegenanzeige bilden organische Herzleiden und Arteriosklerose. Gelegentlich auftretende Kongestionen nach dem Kopfe bleiben weg, wenn 0,5—1,0 ccm Suprarenin (1 : 1000) intraglutäal $^1/_2$—1 Minute vorher eingespritzt wird. Bei Andeutung solcher Erscheinungen ist es geraten, unmittelbar vor jeder folgenden Einspritzung 0,5 bis 1,0 mg Suprarenin zu geben, bei Temperatursteigerungen 0,3 Pyramidon.

Von anderen Schädigungen des Organismus durch Salvarsaneinspritzungen sind Encephalit. haemorrh., gastrointestinale Erkrankungen, Leberatrophie und Nierenerkrankung mitgeteilt; auch Nekrose der Hornhäute (Hegener), sowie Neuritis optici sind danach beobachtet.

Diese Schädigungen sowie gelegentliche Todesfälle haben die Reichsregierung veranlaßt, durch eine Kommission genauere Richtlinien über die Salvarsananwendung herauszugeben, deren wesentlichstes ich im folgenden gebe:

1. Je eher das Salvarsan bei allen Krankheitsformen der Syphilis angewendet wird, um so günstiger ist seine Wirkung.

2. Vorher soll Herz- und Urinuntersuchung stattfinden.

3. Bei Gesundheitsstörungen Salvarsan nur mit Vorsicht an-

Syphilis. 21

wenden, bei schweren Störungen ganz unterlassen. Nicht bei nüchternem oder überfülltem Magen injizieren.

4. Besondere Vorsicht ist geboten bei Unterernährten, Kachektischen, schwer Anämischen, Status thymo-lymphaticus, Diabetes, Struma, Basedow, Addison, Lungentuberkulose, Herz- und Gefäßerkrankungen, Erkrankungen der Leber und Verdauungsorgane, Fettsucht, Alkoholismus, Epilepsie, Erkrankungen oder Verdacht auf Erkrankungen der Niere, Gravidität. Bei Syphiliskranken mit Erscheinungen von seiten des Zentralnervensystems oder kei Kranken, die bei früheren Salvarsaneinspritzungen Störungen zeigten, zunächst nur kleine Dosen versuchen.

5. Für die ersten Einspritzungen kleine Dosen (Salvarsan 0,1 bis 0,2 g, Neosalvarsan oder Salvarsan natr. 0,15—0,3 g, Silbersalvarsan 0,1—0,2 g). Bei kräftigen, jugendlichen Männern höchstens 0,3 Salvarsan, 0,45 Neosalvarsan oder Salvarsan natr., 0,25 Silbersalvarsan.

Für spätere Einspritzungen kann man größere Dosen geben (0,3—0,4 Salvarsan, 0,45—0,6 Neosalvarsan oder Salvarsan natr. 0,25—0,3 Silbersalvarsan). Diese Dosen soll man auch bei kräftigen Männern nicht überschreiten, bei Frauen nicht über 0,3 bzw. 0,45 oder 0,25 hinausgehen. Bei Kindern richtet sich die Gabe nach Kräftezustand und Körpergewicht, bei Säuglingen 0,005—0,0075 Salvarsan, 0,0075—0,015 Neosalvarsan oder 0,003 bis 0,001 Silbersalvarsan je Kilo Körpergewicht.

6. Zwischen den Einspritzungen soll bei den größeren Dosen (bei Frauen III, bei Männern IV) ein Zwischenraum von 3—7 Tagen liegen. Bei kleineren Gaben können die Zwischenräume kürzer sein.

7. Die Gesamtmenge des Salvarsans innerhalb 6 Wochen soll bei einer Kur im allgemeinen nicht 2,5—3,0 Salvarsan, 4,0—5,0 Neosalvarsan oder 2,0—2,5 Silbersalvarsan überschreiten, nur bei kräftigen Personen kann darüber hinausgegangen werden. Bei gleichzeitiger Behandlung mit Hg ist vorsichtige Dosierung sowie aufmerksame Beobachtung des Kranken besonders nötig.

8. Während der Kur soll sich der Kranke vor Anstrengungen und Excessen hüten, nach den Injektionen 1/4 Stunde ruhen.

9./10. Die Kranken sollen selbst auf alle Störungen achten, dem Arzt davon Mitteilung machen. Temperaturerhöhung nach der ersten Einspritzung ist kein Hinderungsgrund für Fortsetzung, weitere Temperaturerhöhungen mahnen zur Vorsicht.

11. Bei Exanthemen ist die Behandlung 14 Tage zu unterbrechen, bei unsiverseller Hautentzündung ganz abzubrechen.

Die nächsten Absätze enthalten Bestimmungen über die Herstellung der Lösungen, die unmittelbar vor den Einspritzungen stattfinden soll. Genaue Asepsis, Lösung nicht in der Spritze herstellen. Steriles, frisch destilliertes, kein Leitungswasser, Wasser leicht wärmen, nur völlig klare Lösungen benutzen!

14. Inhalt schadhafter Ampullen oder Reste früherer Ampullen nicht benutzen, ebenso Präparate mit abweichender Farbe! Die Lösungen sofort verwenden, nicht größere Mengen für mehrere hintereinander zu Behandelnde herstellen.

15. Nadeln der Spritze sollen außen nicht mit der Salvarsanlösung benetzt sein, nach dem Einstich gut in der Vene liegen. Langsam spritzen, bei Schmerzäußerung oder Infiltratbildung und leichtesten Erscheinungen von Atembeschwerden sofort aufhören.

In bezug auf die Unterschiede der verschiedenen Salvarsanpräparate ist zu sagen, daß Neosalvarsan wegen seiner guten Verträglichkeit und seiner einfachen Anwendung (Lösung in 1 bis 3 ccm bidestillierten sterilen Wassers) das Präparat des Praktikers ist. Altsalvarsan wird anscheinend nur noch vereinzelt angewendet. Silbersalvarsan ist dreimal so wirksam wie Altsalvarsan, es soll keine dauernden Schädigungen hervorrufen, bei Überempfindlichkeit soll man 0,5—1,0 ccm Suprarenin (1:1000) subcutan geben, auch mindestens 5 Minuten bei dem Patienten bleiben.

Salvarsan hat man bei Tabes auch intradural in mittleren und kleineren Dosen gegeben (Nonne). Gennrich will bei der Opticusatrophie damit bemerkenswerte Erfolge erreicht haben. Die Ansichten über den Nutzen des Salvarsans bei dieser Erkrankung gehen noch auseinander. Wenn auch bei gewissen Typen der tabischen Atrophie eine antiluetische Behandlung nicht angezeigt erscheint, so gibt es doch eine Reihe von Fällen, für welche das nicht zutrifft. So wird, besonders bei beginnender Atrophie, ein Versuch mit Silbersalvarsan bei vorsichtiger und individualisierender Einzeldosis von manchen Seiten empfohlen. Man soll mit ganz kleinen Dosen und langen Zwischenräumen beginnen und erst steigen und die Zwischenräume verkürzen, wenn die Kur gut vertragen wird.

Es gibt auch eine Methode der intraduralen Salvarsanbehandlung mit salvarsanisiertem Blutserum, d. h. Serum, das von dem Blut gewonnen ist, welches bald nach der intravenösen Salvarsaneinspritzung entnommen ist. Indessen hat man hiervon keine besseren Erfolge gesehen; für den praktischen Arzt kommt diese Methode kaum in Frage.

Einer Erwähnung schließlich bedarf noch die Frage der Neurorezidive. Man hat nach Salvarsanbehandlung gelegentlich Entzündungen des N. optic. beobachtet, welche man als Schädigungen infolge der Behandlung anzusehen geneigt war. Es hat sich indessen herausgestellt, daß diese Erkrankungen durch weitere Salvarsanbehandlung geheilt werden und daß der ganze Vorgang wohl als Provokation einer Neurolues durch Salvarsan anzusehen ist. Immerhin muß der Arzt auf den Eintritt eines derartigen Zufalls vorbereitet sein, um den Kranken darüber beruhigen zu können.

Die Behandlung mit Salvarsan allein, eventuell mit nachfolgender Hg-Kur wird in der Regel nur bei Primäraffekten angewendet, die der Augenarzt an den Lidern oder der Bindehaut nur in sehr seltenen Fällen zu sehen Gelegenheit hat. In der Regel werden wir daher Salvarsan nur in Verbindung mit einer Hg-Kur anwenden in der Art, daß wir nach einer Tour von 4—6 Einreibungen mit grauer Salbe eine Salvarsanspritze folgen lassen, die wir dann nach jeder folgenden Tour wiederholen. Werden statt der Schmierkur Hg-Salze subcutan oder intramuskulär verabfolgt, so schickt man gleichfalls einer Reihe von Spritzen eine Salvarsanspritze nach.

So wird z. B. eine Kur mit intramuskulären Einspritzungen von Kalomel in Verbindung mit Salvarsan folgendermaßen durchgeführt (Axenfeld): Man beginnt mit 0,02 Kalomel intramuskulär, gibt nach 4 Tagen 0,04, nach weiteren 4 Tagen 0,05, dann Neosalvarsan 0,15 in 1 ccm 0,6%iger NaCl-Lösung, wiederholt die gleiche Dosis nach 3—4 Tagen, gibt nach weiteren 4 Tagen 0,3, nach 5 Tagen 0,45 in 2 ccm NaCl-Lösung, nach 7 Tagen 0,6 in 4—5 ccm Lösung, dazwischen zur Verstärkung der Wirkung eine Kalomelspritze von 0,05. Sind 2 g Salvarsan im ganzen verbraucht, so gibt man Kalomel weiter, so daß am Ende der Kur 0,5 Kalomel im ganzen eingespritzt sind. Zum Schluß der Kur gibt man dann noch eine Salvarsanspritze.

Man soll sich indessen nicht von vornherein an ein bestimmtes Schema binden, sondern in jedem Falle nach der Konstitution des Kranken und der Reaktion seines Körpers auf die Mittel individualisierend vorgehen.

Über die Erfolge der von Linser angegebenen sogenannten Mischspritzen sind die Ansichten sehr geteilt. Es handelt sich dabei um intravenöse Einspritzungen von Salvarsan mit Sublimat oder Novasurol bzw. von Neosalvarsan mit Embarin oder Cyarsal (Riedel). Man verbindet in der Spritze 0,3 Neosalvarsan mit 1—2 ccm der Hg-Lösung, gibt etwa jeden 5. Tag eine Spritze, im ganzen 3—4 g Neosalvarsan mit 16—20 ccm Hg-Lösung in 12—14 Spritzen. Die Hg-Lösungen sind in Ampullen von 1,1 ccm mit 4%iger und 2,2 ccm in 1%iger Lösung im Handel. Man hat geglaubt, damit eine Höchstwirkung auf die Spirochäten zu erreichen, aber nach der Ansicht erfahrener Autoren wirken sie nicht so energisch und anhaltend wie reine Salvarsaneinspritzungen, wenn diese mit intramuskulärer Einspritzung löslicher Hg-Salze verbunden werden. Man hat auch unangenehme Zufälle danach gesehen, so daß sie sich zu ambulatorischer Behandlung jedenfalls nicht eignen und Versuche damit nur an klinischem Material vorzunehmen sind. Weitere Erfahrungen sind abzuwarten.

Ein neuestes Silbersalvarsanpräparat, Neosilbersalvarsan, soll sich auch zu intramuskulären Einspritzungen gut eignen. Man gibt davon 2 Spritzen vor und 2 nach der Hg-Kur intraglutäal. Schmerzen und Abscesse soll es nicht hervorrufen. Intravenös werden zweimal wöchentlich zuerst 0,2, dann 0,4, insgesamt 2,8 bis 4,6 in 8—10—12 Spritzen gegeben.

Ob der Augenarzt sich veranlaßt sehen wird, stets eine Hg-Kur mit einer Salvarsankur zu verbinden, wird in erster Linie von seinen persönlichen Erfahrungen abhängen. Gehen doch z. B. auch bei der Behandlung der Keratitis parenchymat. die Ansichten weit auseinander, ob die Verbindung des Salvarsans mit der Hg-Kur auf den Prozeß von Einfluß ist oder nicht. Jedenfalls kann man Hirschberg zustimmen, wenn er nach wie vor die „alte klassische Schmierkur" für die beste Behandlungsweise syphilitischer Augenerkrankungen hält und meint, daß durch Salvarsan vielleicht die Zahl der Rückfälle verringert werde. Bei gummösen Entzündungen des Opticus zieht er Hg vor und hat hierbei Dauerheilungen ohne Rückfälle gesehen. Freilich wird man sich nicht mit einer Kur begnügen, sondern zweckmäßigerweise der ersten nach 2—6 Wochen eine zweite folgen lassen und in 4—5 Jahren unter Umständen die Hg-Kuren, verbunden mit Salvarsan, wiederholen müssen.

Jodkalium. Das dritte spezifische Mittel gegen die Syphilis, das Jod, wird fast stets innerlich gegeben, entweder in wässeriger Lösung als Jodkali oder Jodnatrium 1—3—5 g 3mal täglich, gelegentlich auch 8—10 g, und sollen die höheren Gaben oft besser vertragen werden als die kleineren. Statt der Lösungen ist die Anwendung des Pulvers, in Geloduratkapseln zu je 0,3—0,5 3mal täglich 1—2 Stück, sehr zu empfehlen, da sich die Kapseln erst im Darm lösen und den Magen nicht belästigen.

Man soll das Jod stets **nach den Mahlzeiten** nehmen lassen, wird es schlecht vertragen, so gibt man es in Milch oder besser noch in Sauerbrunnen. Das Jodnatrium wird oft besser vertragen als das Jodkalium, ist aber wohl weniger wirksam. Statt der anorganischen Jodpräparate sind jetzt sehr beliebt die organisch gebundenen Jodpräparate, deren ältestes das **Sajodin** ist, dem später **Jodtropon, Jodglidine, Jodocitin, Dijodyl, Jodostarin, Jodfortan** und andere gefolgt sind, alle in Tablettenform und von empfindlichen Kranken oft besser vertragen als das Salz. Die in den Tabletten enthaltenen Jodmengen sind geringer als die üblichen Dosen des Salzes in einem Eßlöffel, sollen aber durch ihr organisches Gebundensein ebensogut wirken. Man gibt Tabletten von 0,25—0,5 g 3 mal täglich 1—2 Stück.

**Jodipin** schließlich, eine organische Jodverbindung mit ungesättigten Fettsäuren des Sesamöls, 10 und 25% Jod enthaltend, wird in der Stärke von 10% innerlich, von 25% subcutan, 5—10 g täglich oder alle 2—3 Tage gegeben. Innerlich auch Jodipintabletten zu 0,2 (= 0,05 Jod), 3 mal täglich eine Tablette. Sie geben kein freies Jod im Magen und Darm ab.

Eine sehr angenehme und auch wirksame Form der Joddarreichung, zumal für solche Kranke, die gegen die stomachale Verordnung empfindlich sind, ist die **Einreibung mit Jothion**, einer Jodschwefelverbindung, welche in die Haut eindringt und leicht in den Organismus aufgenommen wird. Am besten in öliger Lösung oder Salbenform (0,1—0,2) täglich einige Minuten einzureiben. Um Reizung der Haut zu vermeiden, wechselt man bei der Einreibung mit den verschiedenen Körperstellen. Erwähnt sei noch, daß man in letzter Zeit Jodlösungen auch intravenös eingespritzt, aber auch keine bessere Wirkung damit erreicht hat.

Auch bei der Joddarreichung treten fast immer mehr oder weniger störende **Nebenerscheinungen** ein, wie Jodacne und Jodschnupfen, unangenehmer metallischer Geschmack im Munde, gelegentlich auch Schwellung der Schilddrüsen. Bei besonders empfindlichen Patienten kommt es zu stärkeren Erscheinungen des Jodismus, Kopfschmerzen, Trigeminusneuralgien und Stirnhöhlenkatarrh. Am besten verordnet man dagegen 0,5 Antipyrin 2—3 mal täglich.

Hervorgehoben sei noch, daß bei **innerer Darreichung von Jod Kalomeleinstäubungen in das Auge zu vermeiden sind** (Bildung von ätzendem Hg-Jodür und Jodid).

Das Kapitel der Syphilisbehandlung kann nicht geschlossen

werden, ohne des Zittmanndekoktes zu gedenken, von dem es ein Decoctum fortius und mitius gibt. Es besteht in einer Abkochung der Sarsaparillwurzel mit unwesentlichen anderen Zusätzen. Das Decoctum fortius enthält außerdem noch einen Zusatz von Sennesblättern und wohl auch Hg, da beim Abkochen ein Zinnober und Kalomel enthaltender Beutel hineingehängt wird. Man läßt Decoctum fortius 250—500 g morgens heiß trinken, den Kranken in wollene Decken schlagen und 1—2 Stunden schwitzen. Nach dem Aufstehen trinkt er nachmittags die gleiche Menge Decoctum mitius kalt. Das Mittel wirkt stark abführend, ist daher nur bei Kranken mit gesundem Magen und Darm anzuwenden und eignet sich nur für ganz späte und tertiäre Formen der Syphilis.

Die neueste Zeit hat den altbewährten Mitteln der Syphilisbehandlung mehrere neue zugeführt, die zum Schluß noch erwähnt sein mögen.

Kolloidale Silberlösungen hat v. Notthaft gegen luische Prozesse aller Art und in jedem Stadium empfohlen und will davon überraschend gute Erfolge gesehen haben. Man soll zunächst 2—4 ccm einer 2%igen Lösung intravenös langsam injizieren, bei jeder nächsten Einspritzung 1 ccm zulegen, bis man auf 10 ccm kommt. Die Lösungen sind zu wählen, wenn die anderen Mittel nicht angewendet werden können (Hg und Salvarsanidiosynkrasie) oder auch zur Verstärkung derselben. Auch können sie zwischen zwei Kuren eingeschoben werden, um länger und mit relativ harmlosen Mitteln die Syphilisbehandlung zu beeinflussen. Die Collargolbehandlung soll die Dauer von 3 Wochen nicht überschreiten.

Größere Verbreitung findet neuerdings der Ersatz des Hg durch Wismut. Der Übergang des Wismut in den Liquor cerebro-spinal. ist nachgewiesen, ebenso daß nach Beendigung einer Bi.-Kur etwa 4 Wochen später der Wassermann negativ wird. Von Nebenerscheinungen sind Nierenreizung beobachtet, so daß bei der Kur auf den Urin zu achten ist, Durchfälle und Übelkeit, sowie Stomatitis, die indessen nicht so häufig und nicht so stark auftritt wie die Stomatitis mercurial., schließlich der bekannte Bi.-Saum des Zahnfleisches. Die bekanntesten deutschen Präparate sind Bismogenol, die Suspension einer Bi.-Verbindung in Olivenöl, von der man zuerst 0,5 ccm in 3tägigen Zwischenräumen intraglutäal einspritzt, um auf 1—2 ccm in 3tägigen Zwischenräumen zu steigen. Im ganzen 12—15 Einspritzungen.

Bisan (Bayer), von dem es eine 20—25%ige ölige Emulsion und eine 10—15%ige wässerige Lösung gibt. Beide werden intramuskulär in Abständen von 2—4 Tagen eingespritzt, im ganzen 10—12 Einspritzungen von 1—2 ccm. Man kann auch nach 5 bis 6 Tagen eine Pause von 10—14 Tagen eintreten lassen, um dann wieder 5—6 Einspritzungen folgen zu lassen. Die ölige Lösung ist wirksamer als die wässerige. Ein kolloidales Präparat, Bi.Diasporal, in Ampullen von 1 ccm, wird intravenös eingespritzt, ebenso ein organisches Präparat der Firma Stroschein.

Die Erfolge bei Augenleiden sollen gut sein, von einzelnen wird behauptet, daß sie sogar denen des Hg überlegen seien, besonders wird ihre günstige Wirkung auf die nervösen Erscheinungen betont. Jedenfalls werden sie Anwendung finden können, wenn Hg und Salvarsan kontraindiziert sind.

Ein weiteres Mittel ist das Antiluetin, ein Antimonpräparat, neuerdings noch verbessert als Neo-Antiluetin mit einem Zusatz von Hg, ein Antimonhydrargyrum, das subcutan mit einem Zusatz von Novocain zur Herabsetzung der Schmerzen gegeben wird (Neo-Antil. 0,975, Novocain 0,3, physiologische NaCl-Lösung 30,0). Dieselbe Menge gibt man auch intravenös, aber ohne Zusatz von Novocain.

Ein Urteil über die Erfolge dieses neuen Mittels ist zur Zeit noch nicht möglich.

## 3. Sero- und Organotherapie.

Die Serotherapie bezweckt dem Körper Stoffe zuzuführen, die entweder die Körperzellen zur vermehrten Bildung von Abwehrstoffen gegen die eingedrungenen Schädlichkeiten anregen, aktive Immunisierung, oder die in dem zugeführten Serum Stoffe enthalten, welche die schädlichen Noxen im Körper ohne dessen Zutun zerstören, passive Immunisierung. Für die Behandlung am Auge kommt fast ausschließlich die aktive Immunisierung in Betracht. Als eine solche ist auch die Tuberkulinbehandlung zu betrachten, über die das Nähere in dem betreffenden Abschnitt zu vergleichen ist.

Neben dieser kommen für die Serotherapie im wesentlichen septische und infektiöse Prozesse in Betracht.

In erster Linie ist es die Diphtherie der Bindehaut in ihren verschiedenen Formen, von der leichtesten croupösen Auflagerung bis zur schweren Infiltration der Bindehaut. Zweifellos ist deren Prognose bei zeitiger Einspritzung des Serum bei den schweren Formen sehr viel besser geworden. Hornhauterkrankungen, die zum großen Teile wohl auf Mischinfektionen beruhen, bilden keine

Gegenanzeige. Lähmungen nach Diphtherie werden wohl kaum, trotz entgegenstehender Behauptungen, dadurch beeinflußt. Abgegeben wird das Serum in Fläschchen, deren Inhalt dem Werte von 200—10 000 Einheiten entspricht. Die Einspritzungen sollen möglichst zeitig gemacht werden, auch bei nur verdächtigen Fällen mit Membranbildung, und soll man nicht warten, bis die bakteriologische Untersuchung beendet ist. Über die Zahl der zu gebenden Einheiten sind in letzter Zeit die Ansichten vielfach auseinandergegangen, unter 1000—2000 soll man jedenfalls nicht heruntergehen; viele Autoren raten mit 1550—3000 Einheiten zu beginnen. Die Einspritzungen werden in den Rücken oder die Bauchhaut subcutan oder intramuskulär gemacht.

Über die Verwendung des Di-Serum bei anderen Infektionskrankheiten vgl. man im Abschnitt Proteinkörpertherapie.

Pneumokokkenserum hat man zur aktiven und passiven Immunisierung hergestellt, auch eine Kombination beider versucht (Römer). Angewendet ist es beim Ulcus serp., auch zu prophylaktischem Gebrauch empfohlen worden. Um die Wirksamkeit gegen die verschiedenen Pneumokokkenstämme zu erhöhen, haben die Höchster Farbwerke ein polyvalentes Serum hergestellt, von dem 100—250 ccm intravenös oder subcutan gegeben werden. Nach der intravenösen Einspritzung sah man Schüttelfrost, Temperaturen bis zu 39° und Eiweiß im Urin und Kollapse. Solm gibt größere Dosen auch per os und will davon Erfolge gesehen haben. Eingebürgert hat sich keine der beiden Arten der Einverleibung; eine Umfrage von Axenfeld ergab, daß es selbst in den ersten Stadien nicht zuverlässig wirkt. Die aktive Immunisierung mit abgetöteten Kulturen hat Römer selbst später aufgegeben. Prophylaktisch empfohlen ist die Einspritzung auch bei unreinen Hornhautgeschwüren (10—20 ccm), ebenso bei Operationen mit erhöhter Infektionsmöglichkeit und bei Verdacht auf Pneumokokkeninfektion nach Verletzungen.

Das Streptokokkenserum findet bei schwerer Streptokokkenconjunctivitis mit Gefahr der Hornhautbeteiligung Anwendung, sowie bei erysipelatösen und phlegmonösen Erkrankungen der Lider und des Tränensackes. Am besten bewährt haben sich die Sera von Meyer-Ruppel (Höchst), Aronson (Schering) und Streptokokkenserum der Behringwerke (Uhlenhuth), von denen 25—100 ccm, je nach der Schwere des Falles und dem Alter des Patienten, entsprechend 500—2000 I.-E., zwischen die Schulterblätter oder in die seitliche Bauchwand eingespritzt werden. Wiederholung in den nächsten Tagen, wenn die Erscheinungen nicht zurückgehen. Von französischer Seite ist speziell gegen eitrige Dakryocystitis das Doyensche Antistreptokokkenserum empfohlen. Man gibt davon $2^1/_2$—5 ccm, erst täglich, dann jeden 2. Tag, im ganzen 10 Einspritzungen.

Mit Staphylokokkenserum will man gleichfalls eine aktive Immunisierung mittels abgetöteter Bakterien erreichen. Die beste Wirkung haben die durch Eigenvaccine vom Patienten hergestellten Sera, die indessen nur bei Prozessen angewendet werden können, die nicht ein sofortiges Eingreifen erfordern. In dringenden Fällen wird man die im Handel befindlichen polyvalenten Sera, das Opsonogen (Chemische Fabrik Güstrow) und das Staphar (Sächsische Serumwerke) benutzen müssen. Ersteres ist im Handel in Ampullen von 1 ccm, die 100—500 Millionen abgetöteter Keime enthalten. Man gibt am 1. Tag 100—200 Millionen, am 3. Tag 300 Millionen Keime usw. Staphar wird in Gaben von 1—2 ccm eingespritzt, beides subcutan.

Die Eigenvaccine wird aus einer Agarkultur hergestellt, die nach 1—2 Tagen mit einer sterilen physiologischen Kochsalzlösung abgeschwemmt wird. Die Emulsion wird in einem sterilen Reagenzglas durchgeschüttelt und bei 60° sterilisiert. Die Verdünnung auf den gewünschten Bakteriengehalt wird durch Kochsalzlösung mit Zusatz von $1/_4\%$ Lysol hergestellt. Man fängt bei Kindern mit einer Dosis von 20 Millionen, bei Erwachsenen mit einer von 50 Millionen an und steigert die Zahl derselben in Wiederholungen nach 8—10 Tagen je nach dem Verhalten des klinischen Prozesses.

Angezeigt ist die Therapie bei chronischen Lidranderkrankungen, Neigung zu Gerstenkörnern sowie Lidfurunkeln und Lidabscessen, aber auch ulcerösen Erkrankungen der Hornhaut, metastatischen Uveitiden nach Furunkeln, eitrigen Entzündungen der Kieferhöhle und der Siebbeinzellen. Prophylaktisch kann man sich auch des Serum mit Vorteil bei Operationen mit unsauberer Bindehaut und Liderkrankung bedienen.

Das Gonokokkenserum wird am besten gleichfalls als Eigenvaccine hergestellt aus Blutserum-Agarkulturen, die nach 24 Stunden mit physiologischer Kochsalzlösung abgeschwemmt und bei 60° sterilisiert werden, also gleichfalls aktive Immunisierung. Die Einverleibung erfolgt subcutan. Käuflich ist das polyvalente Arthigon-Brock. Man fängt mit 60 Millionen Keimen an, steigt auf 125 und in 3 Einspritzungen bis 300 Millionen, dann bis 600 und 800 Millionen Keime. Bewährt hat es sich am meisten bei der Behandlung metastatischer Iritiden bei Gonorrhöe der Urethra, versucht hat man es auch bei der akuten Gonoblennorrhoea adultor., doch sind hier die Erfolge unsicher. Eine „sensibilisierte" Gonokokkenvaccine hat v. Szily hergestellt. Man hat das Arthigon auch in Dosen von 0,05—0,1 intravenös bei Blennorrhoea adultor. gegeben und danach Heilung innerhalb 5 Tagen beobachtet.

Das Tetanusserum findet seine Anwendung nach Verletzungen, bei denen der Verdacht auf Tetanusinfektion vorliegt. Eine möglichst frühzeitige Anwendung ist geboten. Man gibt 100 I.-E. prophylaktisch, nach Ausbruch die gleiche Dosis intradural.

Organtherapie. Die Organtherapie hat zur Voraussetzung, daß das von den innern Drüsen gelieferte Sekret (Inkret) in dem Gewebe bzw. dessen Preßsaft enthalten ist und so die dem Körper bei der Erkrankung einer dieser Drüsen fehlenden Stoffe durch innere Darreichung ersetzt werden können. Diese Stoffe werden aus den Drüsen der verschiedenen Tiere gewonnen und meist in Tabletten, aber auch in flüssiger und Pulverform gegeben und auch subcutan injiziert.

Erschwert wird allerdings die Behandlung durch den Umstand, daß bei den Augenstörungen, welche mit Störungen der inneren Sekretion einhergehen, es sich häufig nicht um die Dysfunktion einer Drüse handelt, sondern um die mehrerer, wie denn die Drüsen mit innerer Sekretion in vielfacher Wechselbeziehung zueinander stehen, ja zum Teil antagonistische Wirkungen aufeinander ausüben können, so daß Überfunktion der einen durch Unterfunktion der anderen aufgehoben werden kann. Zur Aufklärung dieser Zusammenhänge hat das Abderhaldensche Verfahren große Dienste geleistet, und der Augenarzt wird in einer Reihe von Fällen der in Betracht kommenden Leiden der Hilfe des inneren Mediziners und Serologen nicht entbehren können.

Die am häufigsten dem Augenarzt zur Beobachtung kommenden Störungen dieser Art sind wohl die der Thyreoidea und der Hypophysis.

Wir unterscheiden bei den Erkrankungen der Hypophyse die Erkrankungen des vorderen und mittleren Lappens, während der hintere Lappen kein innersekretorisches Organ zu sein scheint. Die Überfunktion der Drüse (Hyperpituitarismus) ruft die Erscheinungen der Akromegalie, gestörter Genitalfunktionen und leichte Glykosurie hervor, denen wir mit der Organtherapie meist nicht recht beizukommen vermögen. Bei der Erkrankung des Mittellappens, die sich in verminderter Funktion (Hypopituitaris-

Sero- und Organotherapie. 31

mus) äußert und die Erscheinungen der Dystrophia adiposogenitalis, Zwergwuchses, Hypoplasie der Genitalien, auch Diabetes insipidus hervorruft, haben sich Hypophysis- wie auch Schilddrüsenpräparate mehrfach bewährt. Von den Hypophysenpräparaten sind die gebräuchlichsten Hypophysin sicc.-Merck, Pituglandoltabletten, 3—6 Stück täglich, Hypophysentabletten-Freund und Redlich, Hypophysin-Poehl, Pituitrin, Pituigen, Hypophen-Gehe, die zum Teil intramuskulär, zum Teil subcutan oder auch intravenös verabfolgt werden. Anwendung und Größe der Gabe finden sich auf den einzelnen Präparaten.

Infolge der eben erwähnten Wechselbeziehungen der Drüsen mit innerer Sekretion soll man übrigens auch bei diesen Erkrankungen Schild- oder Keimdrüsenpräparate versuchen, von denen man auch hierbei Erfolge gesehen hat. Vielleicht gehört auch die Derkumsche Krankheit in dieses Gebiet, bei der man doppelseitige retrobulbäre Neuritis mit zentralem Skotom beobachtet hat und bei der man durch durch Hypophysenpräparate wesentliche Besserung erreicht hat.

Am Auge äußern sich die Störungen der Hypophysis in Erkrankung des Nerv. optic., meist unter dem Bilde der Atrophie mit bitemporaler, selten homonymer Hemianopsie, und Störungen von seiten der Augenmuskel, bei der Unterfunktion vielleicht auch in Erhöhung des intraokularen Druckes. Man kann also in diesen Fällen einen Versuch mit Hypophysen-, aber auch Schilddrüsenpräparaten machen. Oft helfen auch kleinere Dosen Jod. Bei Gefährdung des Sehens soll man sich indessen nicht zu lange damit aufhalten, sondern zur Röntgenbestrahlung (s. daselbst), wenn diese nicht hilft, zur Operation sich entschließen.

Bei der Überfunktion kommt wohl von vornherein, wenn hohe Joddosen und Bestrahlung nicht helfen, die Operation in Frage.

Die Unterfunktion der Schilddrüse ruft das bekannte Bild des Myxödems mit der eigenartigen Schwellung des Gesichts und der Lider, auch Ausfallen der Haare und Augenbrauen hervor. Auch über das Vorkommen von Katarakt bei Myxödem wird berichtet, ebenso soll auch der Keratokonus, gewisse Formen der Dystrophie der Hornhaut und die intraokulare Spannung in Verbindung mit der Thyreoidea stehen. Während Katarakt und Dystrophie der Hornhaut von Schilddrüsenpräparaten kaum beeinflußt werden, entfalten diese beim Myxödem ausgezeichnete Wirkung. Man gibt Thyreoidintabletten 0,1—0,3 täglich mehrmals vorsichtig steigend, Thyraden- und Thyreoglandoltabletten zu je 0,3. Man beginnt mit 6 Stück täglich und steigt bis zu 30 Stück, auch Thyreoidin, sicc. als Pulver, 0,1—0,2 täglich und steigert bis zu 0,4 täglich, Jodothyrin in Pulver oder Tabletten 0,2 1—3 mal täglich bis zu 2,0—4,0, Kindern 0,3 1—2 mal täglich.

Auch der Augendruck wird durch Thyreoidinpräparate in dem Sinne der Herabsetzung desselben beeinflußt, daher hat man bei chronischem Glaukom gleichfalls Thyreoidinpräparate versucht. Auf diese druckherabsetzende, die Resorption beschleunigende Wirkung ist wohl auch die Beobachtung zurückzuführen, daß man intraokulare Blutungen durch ihre Darreichung schneller zur Aufsaugung brachte. Auf manche Fälle von Keratokonus scheint gleichfalls diese Behandlung einen günstigen Einfluß geübt zu haben.

Übrigens ist nach längerem Gebrauch von Thyreoidintabletten Amblyopie sowie Neurit. n. optic. beobachtet, auch Exophthalmus als Folge von Thyreoidinvergiftung beschrieben worden.

Bei der Hypersekretion der Schilddrüse entstehen die Erscheinungen des Basedow, vielleicht auch Katarakt und Drucksteigerung. Während hier der Gebrauch von Thyreoidintabletten in der Regel zu verwerfen ist, kommen das Antithyreoidin-Moebius und das Rodagen zur Anwendung. Ersteres ist ein Serum, das von thyreoidektomierten Hammeln gewonnen ist und in Gläsern von 10 g in den Handel kommt. Man beginnt mit 3 mal täglich 10—15 Tropfen, steigert täglich um 5 Tropfen bis zu 90—100 Tropfen insgesamt und geht dann wieder rückwärts. Zu einer Kur gehören 10 Flaschen. Das Rodagen ist ein getrocknetes Milchpulver von thyreoidektomierten Ziegen, erhältlich in Tabletten zu 2,0 oder in Pulver. Man nimmt täglich 5—10 g mehrere Wochen hindurch.

Da Thymus und Thyreoidea zum Teil sich gegenseitig in ihrer Wirkung hemmen, so ist auch beim Basedow ein Versuch mit Thymuspräparaten, eventuell in Verbindung mit kleinen Dosen Jod, zu versuchen (Thymoglandol Freund und Redlich, 1—2 Tabletten 3 mal täglich nach dem Essen).

Bei der Unterfunktion der Nebennieren tritt Pigmentierung der Lidränder der Bindehaut, des Limbus corn., auf, gegen die die verschiedenen Nebennierenpräparate angewendet werden können (Tabletten von Merck, Freund und Redlich, Paranephrin-Merck, Adrenalin, Parke, Davis & Co., Suprarenin. hydrochlor. synthet.-Höchst, Ischaemin u. a.).

Eine Steigerung der Nebennierentätigkeit ruft eine Erhöhung

des Blutdruckes hervor und kann so Veranlassung zu Glaukomanfällen geben.

Mit der Dysfunktion bzw. Unterfunktion der Epithelkörperchen ist die Entstehung des Schichtstares in Verbindung gebracht, gelegentlich soll auch dabei Neurit. optic. und Pigmentdegeneration der Irishinterfläche beobachtet sein. Auf den Schichtstar haben die Präparate jedenfalls keinen Einfluß, wie weit sie einen solchen auf die anderen damit in Zusammenhang gebrachten Leiden haben, ist nicht bekannt geworden. Präparate sind Parathyreoidintabletten Freund & Redlich, Parathyreoideinpräparate Beebe-New York, Parathyreoidin des Serotherapeutischen Instituts-Mailand.

Da sich gerade beim Keratokonus häufig ein Abbau der Thymusdrüse bei der Abderhaldenreaktion findet, ist von Schnaudigel das Thymus-Opton-Merck gegen das Leiden empfohlen worden. Es ist käuflich in Ampullen, 0,06 der wirksamen Substanz enthaltend. Der Inhalt einer Ampulle wird in die Muskulatur der Oberarmstreckseite gespritzt, zunächst alle 4 Wochen, später alle 2—3 Monate. Die Einspritzungen sind etwas schmerzhaft, gelegentlich tritt danach Kopfschmerz und Müdigkeit während des nächsten Tages ein.

Die Geschlechtsdrüsen spielen vielleicht eine Rolle bei der hereditären Sehnervenatrophie und der rezidivierenden Glaskörperblutung. Man hat das Spermin-Poehl, ein aus den Hoden hergestelltes Präparat, gegen Sehnervenatrophie und allgemeine Schwächezustände verordnet.

Wenn, alles zusammengefaßt, zweifellos in einer Reihe von Fällen, in denen Erkrankungen der inneren Drüsen vorliegen, die Organtherapie sehr gute Erfolge aufzuweisen hat, so versagt sie wieder in anderen, ohne daß wir bisher eine genügende Erklärung dafür zu geben imstande sind. Wir befinden uns mit ihr noch in einem Versuchsstadium und ohne festen Boden unter den Füßen. Jedenfalls aber soll man sie in geignet scheinenden Fällen versuchen.

## 4. Paraspezifische, Proteinkörper-Reiztherapie.

Während die spezifische Therapie dem Körper entweder fertige Antistoffe zuführt oder den Körper zur Bildung von Antistoffen anregt, sind bei der unspezifischen Therapie Eiweißabbauprodukte das Wesentliche. Die unspezifische Reizung kann die spezifische Abwehr der Zelle steigern. Und wenn im allgemeinen auch die spezifische Vaccinationstherapie der unspezifischen überlegen ist, so gibt es doch eine Reihe von Fällen, wo eine spezifische Behandlung nicht zur Anwendung kommen kann und man zur unspezifischen greifen muß.

Jede Vaccine bzw. jedes Serum enthält Eiweiß, eine unspezifische Komponente, die bei der spezifischen Wirkung vielleicht zurücktritt, vielleicht aber auch nicht ganz unwirksam ist, wie man denn auch durch Verbindung spezifischer mit unspezifischer Therapie gelegentlich die Wirkung der letzteren steigern kann. Eine gewisse Unsicherheit haftet dieser Therapie insofern an, als der Maßstab für die Dosis, die gegeben werden muß, häufig fehlt, so daß größere Mengen von Spaltungsprodukten die gegenteilige Wirkung haben können. Ebenso sind uns die Spaltungsprodukte des zugeführten Eiweißes unbekannt. Auch der jeweilige Zustand des behandelten Individuums spielt eine gewisse Rolle. Aus allen diesen Gründen können Mißerfolge nicht ausbleiben.

Die erste Verwendung eiweißartiger Stoffe zu therapeutischen Einspritzungen bei Krankheiten stammt von Lüdke, der 1914/15 Deuteroalbumose zu diesem Zweck empfahl. R. Schmidt hat dann später zu gleichem Zweck Milcheinspritzungen gemacht und den Begriff der Proteinkörpertherapie oder, wie sie jetzt wohl richtiger genannt wird, der Reiztherapie zuerst aufgestellt im Sinne der Zusammenfassung einer Reihe von therapeutischen und prophylaktischen Maßnahmen, aus denen sich ergeben hatte, daß nicht nur spezifische Sera und Vaccinen, sondern mehr oder weniger sämtliche heterogenen Sera und Vaccinen, Eiweißkörper und deren Abbauprodukte, ferner andere Potenzen wie Nucleinsäure, Knorpelextrakte u. a. ähnliche Wirkungen im Körper hervorzurufen imstande sind, wie wir sie von den spezifischen Seris kennen. Ganz ähnliche Wirkungen wie durch Eiweißkörper, in manchen Fällen sogar noch stärkere, können hervorgerufen werden durch Substanzen, die in keiner Verwandtschaft zu Proteinkörpern stehen, wie kolloidale Metalle, besonders Silbersalze, hypertonische Kochsalzlösungen, Terpentin u. a. Man nimmt an, daß diese Stoffe vielleicht nicht eine unmittelbare Reaktion hervorrufen, sondern mittelbar infolge eines gemeinsamen Zerfallsproduktes im Blut (indirekte Proteinkörpertherapie, Reiztherapie).

Wir können daher hier alle jene Mittel zusammenfassen, die sowohl auf direkter parenteraler Eiweißeinverleibung, als alle jene, welche auf der Wirkung von heterolytischen Seris oder Vaccinen und einer Reihe chemischer Substanzen beruhen.

Die Theorie der Proteinkörpertherapie ist bisher noch nicht nach allen Seiten geklärt. Anläßlich seiner Forschungen über das Ermüdungsproblem fand Weichardt, daß höhere molekulare Eiweißzerfallsprodukte in mittleren Dosen den Versuchstieren eingespritzt, nach einer vorübergehenden Phase schlechten Befindens, eine auffallend erhöhte Leistungsfähigkeit der Versuchstiere hervorrufen. Er konnte diese Leistungssteigerung auch an ermüdeten Herzen von Sommerfröschen, an der Erhöhung der Drüsentätigkeit u. a. nachweisen und führte diese Wirkung auf eine erhöhte „Protoplasmaaktivierung" zurück, eine Annahme, die auch R. Schmidt teilt und dahin genauer festlegt, daß das Protoplasma „umgeändert", „umgestimmt" werde, so daß es auf gleiche Reize größere Leistungen zu vollbringen imstande ist.

Von anderer Seite wird der Vorgang als Ausdruck einer „Allergie" aufgefaßt, die sich als unspezifische Auswirkung einer Reaktion darstelle und sich von der spezifischen durch die quantitativen Unterschiede der nötigen Gabe unterscheide, nach anderen wieder sollen die Fremdstoffe die Bildung von Abwehrfermentstoffen hervorrufen.

Dieser Auffassung steht die von Bier gegenüber, nach der es sich um einfache Reizvorgänge handelt, um eine Steigerung von Hyperämie, Entzündung und Fieber, durch die die Proteinkörpertherapie wirksam sei. Er ersetzt den Begriff der Proteinkörpertherapie durch den der Reiztherapie.

Sind somit unsere Kenntnisse über die Art der Wirkung noch keineswegs geklärt, so können wir jedenfalls in dieser Behandlung eine willkommene und noch ausbaufähige Bereicherung unseres Heilschatzes erblicken.

Nach drei Richtungen macht sich der Heilmechanismus der Proteinkörpertherapie vorwiegend geltend: 1. in einer fiebererregenden, welche allerdings nicht immer vorhanden zu sein braucht, ohne daß dadurch die Heilwirkung im einzelnen Falle beeinträchtigt zu werden braucht. Diese Wirkung soll durch den Einfluß des Fieberzentrums hervorgerufen werden; 2. in einer besonderen Affinität zum innersekretorischen Abwehrapparatsystem (Milz, Knochenmark, Lymphdrüsen); 3. schließlich in einer Auslösung von Herdreaktionen im Bereiche der Störungen bzw. der Herde.

Zuerst und am häufigsten ist wohl die Kuhmilch in der Proteinkörpertherapie angewendet worden. Die Milch wird 10 Minuten der Kochhitze im Wasserbade ausgesetzt, also nicht selbst gekocht, und ist nach der Abkühlung fertig. Treten nach der

Einspritzung Temperatursteigerungen ein, so machen sich diese nach wenigen Stunden bemerkbar, spätestens nach 6—8 Stunden, oft auch nicht nach der ersten Einspritzung trotz guter Wirkung, sondern erst nach der zweiten. Pulsbeschleunigung, Mattigkeit, Schwindelgefühl gehen nach höchstens 48 Stunden vorüber, gelegentlich Schüttelfrost, ausnahmsweise Schweißausbruch. Anaphylaktische Erscheinungen sind ganz vereinzelt berichtet, immerhin muß man mit ihrer Möglichkeit rechnen.

Die angewendete Dosis richtet sich nach dem Alter. Kindern gibt man 2—5, Erwachsenen 6—10 ccm. Ist keine Kuhmilch vorhanden, so kann statt ihrer gekochte Ziegenmilch eingespritzt werden, von der 4 ccm bei Erwachsenen, bei jüngeren Kindern 1—2, bei älteren 1,5—2 ccm gegeben werden.

Statt der gekochten Kuhmilch hat das Sächsische Serumwerk ein steriles Präparat von tuberkelfreien Kühen, Ophthalmosan genannt, hergestellt, die Firma Beiersdorf ein fett- und toxinfreies, das Aolan, in den Handel gebracht. Letzteres soll kein Fieber erregen. Beide sind in Ampullen vorrätig und werden in gleicher Dosis wie die Milch eingespritzt.

Die Milcheinspritzungen haben sich besonders bewährt bei gonorrhoischen Affektionen der Augen. Sowohl bei der Blennorrhoea neonat. wie adult. gehen Lidschwellung und Absonderung entschieden danach zurück, besonders günstig werden dadurch etwaige gleichzeitige Hornhautprozesse beeinflußt. Wieweit daneben noch örtliche Behandlung nötig ist, muß von Fall zu Fall entschieden werden. Auch durch Diphtheriebacillen hervorgerufene Bindehautentzündungen werden günstig beeinflußt. Man wird sich ihrer bedienen können, wenn man infolge früherer Diphtherieserumeinspritzungen anaphylaktische Erscheinungen befürchten muß. Auch bei Iritis auf gonorrhoischer Grundlage wie bei rheumatischer Iritis haben die Einspritzungen oft einen zauberhaften Erfolg, sowohl auf die entzündlichen Erscheinungen wie auf die Schmerzen. Angewendet sind sie auch bei skrofulöser wie parenchymatöser Keratitis, bei denen sie oft überraschend den Blepharospasmus beseitigen, bei ersterer auch günstig auf die Heilung einwirken können. Bei Glaskörpertrübungen und Aderhautentzündung ist die Wirkung meist weniger ausgesprochen, ebenso wie bei septischen Erkrankungen. Immerhin soll man bei derartig schweren Leiden einen Versuch mit ihnen nicht unterlassen. Unsicher sind auch die Erfolge bei sympathischer Ophthalmie, zur Prophylaxe gegen Wundinfektionen sowie gegen diese selbst. Ebenso ist ihre Wirkung bei Ulcus serp. corn. und gegen infektiöse Prozesse der Hornhaut nicht unbestritten, dagegen wird allgemein die gute Wirkung bei Retinitis albumin. gerühmt sowie bei anderen Retinitiden und Choreoiditiden infektiöser Natur, auch bei chronischem Ekzem der Lider. Keine Erfolge sah man bei Trachom.

Eine Steigerung der Wirkung tritt nach Schmidt durch ein- bis zweimaliges Einträufeln von 3 Tropfen starker, bis 10%iger, Dioninlösung am Tage nach der ersten Einspritzung ein.

Alle drei Milchpräparate werden intramuskulär, meist in die Glutäalmuskulatur, eingespritzt. v. Liebermann empfiehlt allerdings statt der intraglutäalen die subcutane unter die Bauchhaut. Wieweit die neuerdings empfohlenen intracutanen Einspritzungen, bei denen man eine Quaddelbildung der Haut erreichen will, die gleiche Wirkung haben, steht noch dahin. Die Einspritzungen werden im allgemeinen mit den gleichen Mengen in Zwischenräumen von 1—2 Tagen zwischen den einzelnen Einspritzungen gemacht, sind indessen bei Blenorrhoea der Bindehaut noch wirksamer, wenn sie 2 Tage hintereinander gemacht und dann am vierten und fünften Tage wiederholt werden. Erzielen die beiden ersten bei akuten Krankheiten die gewünschte Wirkung nicht, so sind im allgemeinen weitere zwecklos.

Durch gewisse medikamentöse Zusätze zu den Milch- bzw. Eiweißpräparaten hat man geglaubt, deren Wirkung erhöhen und ihnen eine gewisse spezifische Affinität geben zu können. So hat Haas ein Vistosan genanntes Präparat herstellen lassen, dessen Nr. I 0,6 pro mille Strychnin. glycerophosphor. und dessen Nr. II 1 pro mille Strychnin. cacodyl. enthält. Es kommt in Ampullen von 5 ccm Inhalt in den Handel (Chemische Fabrik Alemannia, Berlin-Wilmersdorf). Nr. I soll wirksam sein gegen Netzhautblutungen, Venenthrombose, alte und frische Aderhautentzündungen mit Glaskörpertrübungen und Sehnervenentzündung, auch retrobulbärer, ebenso soll es den Druck bei absolutem Glaukom herabsetzen und die Schmerzen verringern. Auch bei infizierten Verletzungen und Hornhauterkrankungen soll es wirken. Nr. II kommt zur Anwendung bei akuter und chronischer Iritis und Iridocyclitis sowie Atrophie des Nerv. optic.

Ebenso hat man die Caseinwirkung zu steigern versucht durch Verbindung mit Yatren. Yatren ist Jodoxychinolinsulfosäure mit etwa 30% Jodgehalt, dessen Jod im Körper nicht abgespalten wird. Mit Casein kombiniert ist es als Yatren-Casein auch bei Augenleiden gebraucht, bei Iritis und Iridocyclitis nach Traumen, bei akutem Trachom und phlyctänulärer Conjunctivitis. Es gibt ein Y.-C. schwach mit $2^1/_2\%$ Casein und $2^1/_2\%$ Yatren und ein Y.-C. stark mit $2^1/_2\%$ Casein und 5% Yatren. Bei akuten Entzündungen soll man mit Y.-C. stark 0,5 jeden 2. Tag beginnen und bis 1—3 ccm steigern. Bei chronischen Entzündungen soll man 0,5 ccm schwach gleichfalls jeden 2. Tag geben, gleichfalls steigern und eventuell zu Y.-C. stark übergehen. Starke allgemeine sowie örtliche Reaktion soll man vermeiden; nach den Einspritzungen treten in der Regel innerhalb 12 Stunden Störungen des Allgemeinbefindens, Mattigkeit, Kopfschmerzen und Fieber auf, wie auch Herdreaktion am Auge, denen nach 24 Stunden ein Gefühl der Erleichterung folgt. Y.-C. wird intramuskulär wie intravenös gegeben; nach letzterer Anwendung hat man gelegentlich unangenehme, allerdings vorübergehende, Folgezustände gesehen.

Nach der Milch ist der am häufigsten gebrauchte Eiweißkörper das Caseosan (5%ige Caseinlösung), das in Ampullen von 5 ccm vorrätig ist und in gleicher Weise angewendet wird und die gleichen Anzeigen hat wie die Milchpräparate. Man gibt es intramuskulär wie subcutan, hat es auch intravenös gegeben, wonach allerdings gelegentlich unangenehme Allgemeinerscheinungen aufgetreten sind. Daher ist wohl die intravenöse Einspritzung besser zu unterlassen oder in kleinen Dosen zu geben. Auch die von Lüdke zuerst empfohlene Deuteroalbumose wird in 10%iger Lösung intravenös gegeben, intramusculär 10% wässerige Lösung von Natr. nucleinie, 0,1—0,6 1—3mal täglich in 2 tägigen Zwischenräumen.

Neuerdings ist ein Pflanzeneiweiß unter dem Namen Novoprotin in den Handel gebracht, dessen Anwendung die gleichen Anzeigen hat wie die anderen eben genannten Präparate. Es wird in Dosen von 1 ccm intramuskulär sowie auch intravenös gegeben. Nach letzterer Anwendung treten stärkere Fiebererscheinungen und Schüttelfrost 1—2 Stunden nach der Injektion ein, denen nach 6—8 Stunden Euphorie folgt. Schädigungen sind bisher nicht beobachtet.

Das Lecithin, gleichfalls in Ampullen von 2 und 5 ccm in einer 10%igen sterilen Emulsion (Merck), ist bei Benzolvergiftungen, neuerdings auch zu Versuchen bei retrobulbärer Neuritis, insbesondere bei multipler Sklerose und toxischen Amblyopien intramuskulär oder intravenös empfohlen. Die intravenöse Einspritzung soll man langsam und vorsichtig machen und etwa 5 Minuten dazu brauchen.

Sanarthrit ist ein Alkoholextrakt aus Knorpeln, der völlig eiweißfrei sein soll, was allerdings bestritten wird. Es soll spezifisch gegen chronische Gelenkerkrankungen wirken, ist daher auch bei Augenleiden, die damit in Verbindung stehen, zu versuchen. Es kommt in Ampullen in zwei Stärken zur Verwendung; von Stärke 1 gibt man 2 ccm intravenös und nach 8 Tagen, nach Abklingen der Erscheinungen, 1 ccm. Bei Stärke 2 hat man bei intravenöser Einspritzung anaphylaktischen Chok gesehen.

Von den Seris ist das am häufigsten angewendete das Diphtherieserum (2000—5000 J.E.), das bei eitrigen Hornhauterkrankungen, septischen Leiden und infizierten Wunden besonders von Darier empfohlen ist, der auch eine Wirkung bei innerlicher Darreichung gesehen hat. Prophylaktisch hat man es zur Verhütung von Wundeiterung bei der Starextraktion gegeben. Gute Erfolge bei eitrigen Prozessen der Hornhaut von Streptokokkenserum hat Solm gesehen, ebenso ist das Deutschmannserum, ein aus Verfütterung von Hefe an Pferde gewonnenes Präparat, bei allen eitrigen Erkrankungen des Auges angewendet, letzteres in Dosen von 8—10 ccm intramuskulär. Braunstein sah von Einspritzungen von normalem Pferdeserum die gleich günstigen Erfolge wie von Milcheinspritzungen. Zur paraspezifischen Behandlung der Blennorrhöe sind von Szily und Sternberg eine Vaccine von abgetöteten Typhusbacillen hergestellt. Sie wird sich wohl nur in größeren Instituten, wo sie leicht hergestellt werden kann, verwenden lassen und in der Praxis hinter die Milchpräparate, die stets zur Hand sein können, zurücktreten. Gegen Heufieber hat Wolff-Eisner eine Pollenvaccine herstellen lassen (Kaiser-Friedrich-Apotheke, Berlin), die im Herbst oder Frühjahr prophylactisch, aber auch bei ausgebrochener Krankheit, dann allerdings in stärkern Dosen, angewendet wird.

Das Vaccineurin-Dölken, hergestellt aus Prodigiosus- und Staphylokokkenkulturen (Sächsisches Serumwerk), soll als Heterovaccine Herdreaktionen an den Nerven hervorrufen. Es wird intramuskulär und intravenös gegeben bei Neuritis n. optici und tabischer Neuritis, nicht bei degenerativen Prozessen, und zwar $1/200$ ccm der Normalvaccine. Man macht 6—8 Einspritzungen, nach denen eine aktive Immunisierung eintreten soll.

Schließlich hat man auch das Tuberkulin zur unspezifischen(?) Behandlung bei der sympath. Ophthalmie und bei ulc. rodens corn. angewendet.

Von chemischen Verbindungen kommen Terpentin und Calcium in Betracht. Das Terpentin ist bei Blennorrhöe der Bindehaut, auch bei Staphylokokkenerkrankungen (Furunkulose der Lider, Acne) versucht. Man spritzt von einer 20%igen Lösung in Ol. olivar. oder Amygdal. 0,1—0,2 bis zu 0,4 ccm in die Gesäßgegend an einem Punkte ein, der von der hinteren Achsellinie nach der Beckenschaufel geht, etwa 2 Finger breit unterhalb ihres freien Randes. Bei mehrfachen Dosen steigert man von 0,1—0,15 und 0,2. Die Einspritzungen werden alle 3—5 Tage gemacht, hinterher $1/2$ Tag Bettruhe. Gebräuchlicher ist jetzt das Olobinthin-Riedel, eine 10%ige Lösung von Terpentin in Öl, in Ampullen von 1,1 ccm, 0,4—0,5 ccm. intramuskulär.

10%ige Calciumlösungen (Ca. chlorat. 1,0, Natr. chlorat. 30,0, Aq. 100,0) sollen ähnlich wirken wie die Milcheinspritzungen, sind indessen sehr schmerzhaft, rufen auch leicht Abscesse der Muskulatur hervor. Das Afenil, eine Ca.-Harnstoffverbindung, wird intravenös gegeben, 10 ccm einer 10%igen Lösung. Man soll sehr langsam und vorsichtig einspritzen und macht bis zu 6 Einspritzungen in Abständen von 2—5 Tagen (vgl. auch medikamentöse Therapie). Empfohlen ist es bei skrofulösen Augenleiden und sklerosierender Keratitis, ferner bei Frühlingskatarrh und Heufieber. Die Ansichten über die Wirksamkeit bei diesen Krankheiten sind geteilt.

Mirion, eine kolloidale Jodverbindung mit dem Vorteil, bei Syphilis noch spezifisch zu wirken. Man gibt von der nicht konzentrierten Lösung 2 mal wöchentlich 5 ccm, Kindern 1—3 ccm, intramuskulär, im ganzen 6—8 Injektionen, man kann aber auch bis zu 20 gehen.

Das Injectosan, eine Verbindung von Ameisensäure mit Natr. lacto-sacchar. in Methylenblau, intramuskulär verabreicht, hat nach Schnaudigel keinen Vorzug vor anderen Präparaten.

Lauber hat 40 ccm einer 25%igen Zuckerlösung bei Neuroretinitis infolge von Arteriosklerose sowie bei Glaskörpertrübungen nach schwerer rheumatischer Iritis und chronischer Iridocyclitis mit Erfolg versucht.

Auch auf die Wirkung hypertonischer Kochsalzlösungen zur Herabsetzung des intraokularen Druckes sei hier hingewiesen.

Von den kolloidalen Metallen schließlich sind es die Silbersalze, die nicht selten bei septischen und infektiösen Erkrankungen des Auges sich bewährt haben. Sie werden in der Regel intravenös injiziert in 0,5—2%iger Lösung, in Menge von 5—10 ccm, können aber auch in 1%iger Lösung subcutan eingespritzt werden. Die gebräuchlichsten von ihnen sind Collargol, Elektrocollargol und

Dispargen, vorrätig in Ampullen zu 5 ccm. Auch bei sympathischer Ophthalmie sind sie zum Teil mit gutem Erfolge angewendet worden. Wieweit bei ihnen, die neben dem Silbergehalt noch einen beträchtlichen Eiweißgehalt (bis 30%) besitzen, dieser letztere mitwirkt, ist bisher ungeklärt.

Das Fulmargin, das gleiche Wirkung hat, soll ein eiweißfreies Präparat sein.

Vielleicht sind auch die zweifellosen Erfolge der Quecksilberbehandlung bei manchen nicht luischen Erkrankungen als Reiztherapie anzusprechen, eine Vermutung, die man ja bekanntlich auch für die Wirkung der Solbäder ausgesprochen hat.

Schließlich mag bei diesem Kapitel auch noch der Versuche gedacht sein, Tabes und Paralyse und damit die von ihr abhängigen Sehnervenleiden durch Impfung von fiebererregenden Bakterien oder deren Giften zu beeinflussen. Wagner v. Jauregg hat von Tuberkulinkuren eine günstige Beeinflussung dieser Krankheiten gesehen, Binswanger hat Colibacillen eingespritzt. Weygandt neuerdings Malaria- und Recurrenserreger eingeimpft. Auch diese Impfungen sollen einen günstigen Einfluß gehabt haben. Das entstandene Wechselfieber wird dann später durch Chinin beseitigt, der Erfolg soll sich nach 2—3 Monaten zeigen. Wieweit wir durch diese Behandlung auf die Sehnervenerkrankung im günstigen Sinne einwirken können, wissen wir bisher noch nicht. Nach Wagner hat die Behandlung auch auf die Sehnervenerkrankung einen günstigen Einfluß. Nicht zu vergessen ist hierbei der Umstand, daß nach dem Überstehen der Malaria Milzschwellungen zurückgeblieben sind.

Nach der ganzen Entwicklung der Proteinkörpertherapie war die Behandlung gebunden an den Gedanken der parenteralen Einführung des Heilmittels. Durch neueste Versuche, die an kranken — nicht gesunden! — Menschen angestellt sind (Zimmer und Prinz), hat sich ergeben, daß bei diesen, wenigstens bei einzelnen Mitteln, die durch die Verdauung nicht wesentlich verändert, aber vom Darm resorbiert werden, wie Yatren und Methylenblau, auch bei innerlicher (oraler) Darreichung Reizwirkungen eintreten, die denen bei parenteraler Einverleibung entsprechen. Man konnte mit einer derartigen innerlichen Reiztherapie Herd- und Allgemeinreaktionen hervorrufen, welche letzteren sich in einer gewissen Schläfrigkeit und Abgeschlagenheit äußerten (Yatrenpillen). Wir stehen hier im Beginn ganz neuer Forschungen, die uns vielleicht ebenso große Überraschungen bringen werden wie seinerzeit die parenterale Therapie.

## 5. Strahlen- und Lichttherapie.

Bei der Licht- und Strahlentherapie haben wir zu unterscheiden zwischen der Wärme- und der chemischen Wirkung der Strahlen. Ganz besonders von der Wärmewirkung machen wir Gebrauch bei den elektrischen Lichtbädern, über deren Anwendung man das Nähere im Kapitel Bäder vergleichen wolle.

Die von der Natur uns gegebene Quelle beider Strahlen ist das Sonnenlicht, dessen wohltätiger Einfluß auf die verschiedensten Leiden schon dem klassischen Altertum und den alten Deutschen bekannt war. Im Mittelalter und den folgenden Jahrhunderten ist dann die „Heliotherapie" in nicht verdiente Vergessenheit geraten und erst die letzten 30—40 Jahre haben ihr wieder die verdiente Bedeutung gebracht. Gehen über die Erklärung der Wirksamkeit des Sonnenlichtes die Ansichten zum Teil noch auseinander, so besteht darüber Einhelligkeit, daß es in seiner Wirksamkeit — wohl infolge der Höherwertigkeit seiner spektralen Zusammensetzung — alle Ersatzquellen übertrifft, so erfreulich diese auch als Notbehelfe in unserem verhältnismäßig sonnenarmen Klima zu begrüßen sind. Soweit es aber dieses gestattet, soll man von dieser natürlichen Licht- und Wärmequelle Gebrauch machen.

Die Besonnung des ganzen Körpers wirkt kräftigend auf den Stoffwechsel, auf die Zunahme der roten Blutkörperchen und des Hämoglobingehaltes. Sie findet ihre Anzeige bei rheumatischen und Stoffwechselkrankheiten und insbesondere bei allen mit Tuberkulose und Skrofulose in Verbindung stehenden Leiden.

Die beste Strahlenwirkung hat die Wintersonne des Hochgebirges. Die Strahlenbehandlung im Hochgebirge muß daher eine andere sein als etwa in der Tiefebene und am Meeresstrand. Im Hochgebirge soll der Kranke sich erst einige Tage an das Klima gewöhnen, ehe die Behandlung eingreift. Man beginnt in der Regel mit Teilbestrahlungen einzelner Körperteile, etwa erst der Füße, dann der Unterschenkel usw., ehe man zur Bestrahlung des ganzen Körpers übergeht. Die Bestrahlungen im Hochgebirge sollen von kürzerer Dauer sein als in der Tiefebene, wo man mit einer Viertelstunde anfangen kann, um dann den Kranken eine halbe Stunde in den Schatten zu bringen, ehe man ihn wieder der Sonne aussetzt. Der Kranke liegt dabei in einem Liegestuhl, Kopf und Augen sollen geschützt sein durch Hallauer-, rauchgraue oder Euphosgläser. Jedenfalls aber soll man auch ein Übermaß der Bestrahlung vermeiden, mit dem man nur Schaden anrichten kann. Höhe des Ortes, Reaktion des Patienten spielen eine wichtige Rolle bei der Dosierung. Schanz rät, vor dem Sonnenbade ein Wasserbad nehmen zu lassen, dem See- oder Badesalz zugesetzt ist, oder den Körper während des Bades mit salzhaltigem Wasser feucht zu halten. Die Wirkung des Lichtes auf die Haut soll dadurch erhöht werden.

Als Ersatz der Sonne sind eine Reihe von Apparaten angegeben worden, denen allen gemeinsam ist, daß sie die chemischen blauen, violetten und ultravioletten Strahlen auf den Körper einwirken lassen. Von den letzteren sind es aber nur die sogenannten inneren ultravioletten Strahlen jenseits 300 $\mu\mu$ (Schanz), die als heilend anzusehen sind, während die äußeren diesseits 300 $\mu\mu$ Reizzustände hervorrufen, also bei der Behandlung entsprechend auszuschalten sind.

Finsen hat wohl zuerst Apparate zur Lichtbehandlung angegeben, welche allerdings mehr zur örtlichen, als zur Allgemeinbehandlung geeignet waren. Er bediente sich dazu des Kohlenbogenlichtes, das besonders reich an ultravioletten Strahlen ist. Durch Anwendung metallischer Elektroden ist es möglich, den Gehalt des Lichtes an diesen Strahlen zu vermehren, doch haben weder diese Elektroden noch die Zink-Cadmium-Elektroden weitere Anwendung gefunden.

Zur flächenhaften Bestrahlung mit ultraviolettem Licht dienen die Finsenlampe nach Berg, die Siemenssche Aureollampe, die Dermolampe der Sanitasgesellschaft in Berlin, besonders aber die Quarzlampe nach Cromayer und die Quecksilberquarzlampe, von welch letzterer es mehrere Konstruktionen gibt (Höhensonne nach Bach, Breiger, Nagelschmidt, Hönig, Hagemann, Jesionek). Auf die genauere Beschreibung der Apparate kann hier nicht eingegangen werden. An dem Lampengehäuse der Höhensonne ist ein Glühlampenring, ein Kranz von 8 Glühlampen, angebracht, um gleichteilig genügend Wärme zu entwickeln. Um die Durchlässigkeit bzw. Absorption gewisser Strahlen bestimmter Strahlengattungen zu erreichen, ist die Lampe noch mit einem Uviolfilter versehen. Bei allen Lampen sind, abgesehen von der Entfernung vom Kranken und der Expositionszeit, der Abnutzungsgrad derselben sowie die Schwankungen in den Lichtspannungen bei verschiedenen Tageszeiten zu berücksichtigen.

Mit der Cromayerschen Lampe werden Vorder- und Rückenseite des Rumpfes bestrahlt; die Entfernung des Quarzbrenners von der Haut soll etwa 1 m, die Dauer der ersten Bestrahlung 3 Minuten betragen. Bei jeder weiteren Bestrahlung legt man

3 Minuten zu, bis die Maximalzeit von 30 Minuten erreicht ist. Der Hautabstand der Lampe wird allmählich um 10 cm auf 90, 70 cm usw. bis auf 50 cm verkürzt, weiter nicht. Man bestrahlt 3 mal in der Woche. Die Quecksilberquarzlampe nach Bach (künstliche Höhensonne) wird in ähnlicher Weise angewendet, erst 5 Minuten, später 7—12 Minuten, von der 7. Bestrahlung 15—25 Minuten mehrere Wochen hindurch, gleichfalls abwechselnd Brust und Rücken. Die Entfernung des Glühkörpers soll etwa 1 m betragen. Ähnlich wird die Jesionekhöhensonne angewendet.

Im Anfang tritt bei dem Gebrauch dieser Lampen ein leichtes Erythem der Haut ein, das einer allmählichen Pigmentierung Platz macht.

Die allgemeinen Kohlenlichtbäder haben noch nicht eine so allgemeine Verwendung gefunden, ihre Technik hat bisher noch kein einheitliches Ergebnis gehabt, der Betrieb sich noch nicht genügend einfach gestaltet. Die zweckmäßigste Lampe ist bisher die Siemenssche Aureollampe mit großem Lichtbogen. Man beginnt mit 10 Minuten Dauer bei 75 cm Abstand, steigert um 5 Minuten bis zu 30 Minuten und verringert den Abstand allmählich um 5 cm bis zu 50 cm. Man bestrahlt den 1. Tag die Brust, den 2. den Rücken, zunächst mit gleichen Dosen bei gleichem Abstand. Infolge ihrer Einrichtung kann man mehrere Personen zugleich bestrahlen.

Im allgemeinen ist bei der Höhensonne ein besonderer Schutz der Augen nicht nötig, nur muß man sie geschlossen halten lassen. Bei unverständigen Kindern wird man eine dunkle Brille aus Euphos-, Hallauer- oder rauchgrauem Glase tragen lassen.

Die Allgemeinbestrahlung mit der Höhensonne und den ähnlichen Einrichtungen finden ihre Anzeige bei sämtlichen Formen skrofulöser und tuberkulöser Augenkrankheiten, sowie bei skrofulösem Ekzem und Blepharitie.

Röntgen- und Radiumtherapie. Röntgen- und Radiumbzw. Mesothoriumbehandlung sind in vielen Fällen gleich, ergänzen sich vielfach und sind auch nicht selten gemeinsam mit Vorteil zu verwenden, so daß sie gemeinsam besprochen werden können.

Es würde zu weit führen, auf die einzelnen Apparate und deren Aufbau einzugehen, ebenso muß auf die Besprechung der verschiedenen Röhren (Müller S. H. S., Coolidge, Lilienfeld) und die Wahl des Filters (meist 3 mm Aluminium) verzichtet werden. Als oberster Grundsatz gilt auch hier das nil nocere, und jeder Augenarzt, sofern er nicht selbst Besitzer eines Röntgeninstitutes und erfahren in der Therapie ist, wird seine Kranken dem Röntgenarzt zur Behandlung übergeben, dem er mit seinem Rat in speziellen Einzelheiten zur Seite stehen kann. In gleicher Weise wird auch der Röntgenarzt die Expositionszeit und den Zwischenraum zwischen den einzelnen Bestrahlungen zu bestimmen haben.

Auch bei der Behandlung mit Radium oder Mesothorium muß man die biologische Leistungsfähigkeit des Präparates in jedem einzelnen Falle an der Haut erst feststellen, um die Expositionszeit zur Erzeugung eines Erythems zu ermitteln. Das Radium ist das Zerfallsprodukt des Urans, das Mesothorium das des Thorium. Radiumpräparate enthalten strahlende Substanz in Form eines Radiumsalzes (Radiumbromid), das eine konstante Radioaktivität über Jahrzehnte behält, während das Mesothorium die Hälfte seiner Aktivität in 10 Jahren verliert. Gerade bei den verschiedenen im Handel vorkommenden und in ihrer Wirkung ungleichen Präparaten ist diese Vorprüfung unerläßlich, damit der behandelnde Arzt die Stärke und Leistungsfähigkeit seines Präparates kennt. Als Bestrahlungskörper dienen Platten, Kapseln und Tuben, die an den zu bestrahlenden Stellen angelegt oder mit Heftpflaster befestigt werden. Die Bestrahlungen mit Radium oder Mesothorium bei Allgemeinerkrankungen haben den Vorteil vor Röntgenstrahlen, daß sie in manchen Fällen bequemer an die zu bestrahlende Stelle gebracht werden können. Das gilt besonders von der Bestrahlung der Hypophysis (s. u.), wo die 0,5 mm dicken, das Radium enthaltenden Kapseln vom Rachendach aus angelegt werden können; auch gibt es Nadeln aus Nickelstahl, 20—25 mm lang, 2 mm dick, die unmittelbar in die Wunde oder den zu bestrahlenden Tumor eingestochen werden können. Auch Radiumemanationen sind, besonders für die Behandlung gleichfalls der Hypophyse, verwendet, die in einem Troikart untergebracht und an den Boden der Sella turcica herangeschoben werden können, wobei allerdings auf den nötigen Abstand von der Schleimhaut zu achten wichtig ist.

Von Bestrahlungen des ganzen Körpers kann natürlich bei diesen Strahlen nicht die Rede sein, wohl aber haben bei einer Reihe von Allgemeinleiden Bestrahlungen bestimmter Körperteile sich vorteilhaft erwiesen.

Die oberste Grenze für jede Strahlengabe ist die Entzündungsdosis der Haut, unter der man möglichst bleibt. Hervorgehoben werden mag noch, daß man nach angreifenden Kuren, besonders Einreibekuren mit Quecksilber, 2—3 Monate warten soll, ehe man mit einer Strahlenbehandlung beginnt, auch stets vor Beginn einer Behandlung sich erkundigen soll, ob schon vorher Bestrahlungen stattgefunden haben und wie dieselben vertragen worden sind. Ist eine Kur mit Eisen oder Arsen vorhergegangen, so soll man so lange mit der Behandlung warten, bis diese metallischen Präparate wieder aus dem Körper ausgeschieden sind. Manche Personen vertragen die Bestrahlung schlecht, bekommen hinterher den sogenannten Röntgenkater, der sich in Kopfschmerz, Übelkeit, Erbrechen und Mattigkeit äußert, gelegentlich sieht man auch Temperatursteigerung, jedoch ist nach allgemeiner Ansicht eine Idiosynkrasie gegen Röntgenstrahlen nicht anzunehmen.

Von Erkrankungen der Haut kommen im wesentlichen der Lupus und das Ekzem in Frage; vom Ekzem nur die subakuten und chronischen Formen, welche manchmal schon nach einmaliger Bestrahlung zur Heilung gebracht werden können.

Bei skrofulösen Drüsenpaketen sieht man von der Bestrahlung nicht nur gute Wirkung auf das örtliche Leiden, sondern auch auf das Allgemeinbefinden.

Beim Basedow sieht man die besten Erfolge in den Fällen, in denen die Beseitigung der typischen Erscheinungen, die auf Funktionsstörungen zurückzuführen sind, erreicht werden soll. Die nervösen Durchfälle, Herzbeschwerden, Schweißausbrüche, psychische Erregbarkeit sollen danach schnell besser werden, gelegentlich auch der Exophthalmus. Im allgemeinen sind also für die Behandlung geeignet kleine Strumen, wo thyreotoxische Erscheinungen im Vordergrunde stehen. Bei großer Struma und Kompressionserscheinungen wird der Chirurg in Tätigkeit treten müssen.

Die Bestrahlung der Schilddrüse geschieht von vorn und von den beiden Seiten. Jedenfalls soll man, wenn die innere oder klimatische Behandlung nicht zu einem Erfolge führt, einen Versuch mit der Röntgentherapie machen.

Die Bestrahlung der Nebennieren bei gesteigertem Blutdruck und Arteriosklerose hat neben der Beseitigung der Schmerzen im Bereiche der Hände und Füße alter Leute auch zur Besserung komplizierender Augenleiden beigetragen.

Bei Blutungen Hämophiler hat man die Milz bestrahlt, auch prophylaktisch zur Verhütung schwerer Blutungen vor operativen Eingriffen.

Bei der Mikuliczschen Krankheit hat schwache Bestrahlung, meist kleine Dosen harter Strahlen, der Parotisgegend, der Glandulae sublingual. und submaxillar. gleichfalls Erfolge gehabt.

Bei Bestrahlungen der Hypophysis werden vorwiegend die adenoiden Wucherungen, die Hyperfunktion der Drüse, günstig beeinflußt, so daß durch Verkleinerung der Neubildungen die Drucksymptome gebessert werden können, also Fälle, bei denen die örtlichen Symptome überwiegen (Kopfschmerzen, Sehstörung). Wenn die Organtherapie nicht hilft oder gar Verschlechterung bei derselben eintritt, ist jedenfalls immer ein Versuch mit den Strahlen zu machen. Die Applikation geschieht von den Schläfen und von vorn. Man kann Röntgen- und Radiumtherapie auch in solchen Fällen kombinieren, wie oben bereits erwähnt ist, ebenso auch Organ- oder Proteinkörpertherapie mit der Strahlenbehandlung verbinden. Fälle von Akromegalie kommen für diese Behandlung weniger in Frage, wenngleich man ja beim Versagen anderweitiger Behandlung auch hier einen Versuch damit machen kann.

Bei Radium und Mesothorium richtet sich die Reaktion — wie erwähnt — nach der Stärke des Präparates, des verwendeten Filters und der Aussetzungszeit. Bei Oberflächenbestrahlung bedarf man keines Filters oder höchstens eines von 0,1 mm Silber, bei Tiefenbestrahlungen bedient man sich eines Aluminium- oder Silberfilters von 0,2—1,0 mm Dicke. Die Reaktion hat in der Regel nach mehreren bis zu 14 Tagen ihren Höhepunkt erreicht und dauert 6—8 Wochen, so daß man vor 2 Monaten die Bestrahlung nicht wiederholen soll. Man legt die Kapsel unmittelbar auf die zu bestrahlende Stelle; ist diese kleiner als die Kapsel, so muß man die umgebende Haut durch Bleipflaster abdecken, bei größeren Flächen felderweise bestrahlen. Die Kapsel wird mit Leukoplast jedesmal befestigt, darüber kommt dann Watte oder ein Verband. Man kann die Wirkung des Radiums erhöhen durch Provozieren entzündlicher Reaktion (Terpentinöl), also eine Sensibilisierung hervorrufen, während eine Desensibilisierung durch Adrenalin, auf die Haut appliziert, gelingt. Es gelingt im letzteren Falle eine bessere Tiefenwirkung zu erreichen.

## 6. Elektrische Behandlung.

Die elektrische Allgemeinbehandlung wird für den Augenarzt kaum in Frage kommen und die Entscheidung, ob faradischer oder galvanischer Strom, elektrische Bäder oder Hochfrequenzströme anzuwenden sind, dem Elektrotherapeuten überlassen werden müssen. Bei allen nervösen Augenleiden, Opticuserkrankungen, Muskellähmungen wird sie nur zur Unterstützung der sonstigen Allgemeinbehandlung dienen können. Möbius führt $4/5$ ihrer

Heilwirkung auf Suggestion zurück. Mag auch diese Ansicht nicht immer richtig sein, so wird die elektrische Allgemeinbehandlung ihre besten Erfolge wohl bei neurasthenischen und hysterischen Erkrankungen finden.

Hochfrequenzströme gegen Trachom, Lähmungen, Glaskörpertrübungen haben wohl in Deutschland bisher wenig Eingang gefunden und liegen größere Erfahrungen darüber nicht vor.

## 7. Medikamentöse Therapie.

Die allgemeine medikamentöse Behandlung kommt auch für den Augenarzt oft genug in Frage. Nicht nur bei allen jenen Leiden, die der Ausdruck einer Allgemeinerkrankung sind, wie Syphilis, Tuberkulose, Skrofulose, gichtische und rheumatische Leiden, sondern auch bei solchen, die ausschließlich die Domäne des Augenarztes bilden. Hier sei z. B. an die sympathische Ophthalmie erinnert. Aber auch zur Linderung der Schmerzen bei schweren Entzündungen oder nach Operationen, gegen Schlaflosigkeit und so manches andere kann der Augenarzt den allgemeinen Arzneischatz nicht entbehren.

Die nachfolgende Zusammenstellung enthält daher alle jene Mittel, welche der Augenarzt öfter anzuwenden Gelegenheit haben wird. Um Wiederholungen zu vermeiden, habe ich davon abgesehen, die Mittel nach Krankheitsgruppen zusammenzufassen, sondern sie in alphabetischer Reihenfolge angeführt. Der Hinweis auf die Anwendung der einzelnen Mittel findet sich dann Teil 2.

**Acetanilid**, s. Antifebrin.

**Acid. salicyl.**, 0,5—1,0 innerlich bei rheumat. Leiden, meist ersetzt durch Natr. salicyl. 1—2 g zum Schwitzen in Verbindung mit heißer Milch, heißem Lindenblütentee oder heißer Limonade bei akuten Erkrankungen des Uvealtractus, besonders auf rheumatischer Grundlage. Bei Glaskörpertrübungen, Episkleritis längere Zeit innerlich in Dosen von 0,5—1,0, 3mal täglich. Bei sympathischer Ophthalmie 6—8 g, 6—7 Tage lang, dann jeden 2. Tag die gleiche Gabe.

**Salipyrin** mit gleicher Gabe und gleicher Anzeige. Statt beider jetzt meist **Aspirin** (Acid. aceto-salicyl.) und **Aspirin löslich** (Calciumsalz des Aspirin) verordnet. Gegen sympath. Ophthalmie von Stock **Benzosalin** besonders empfohlen 6—8 g täglich.

Alle diese Präparate sind gleichfalls Antineuralgica.

**Acid. carbol.** bei chronischem Alkoholismus und akuter Schwefelkohlenstoffvergiftung empfohlen (Acid. carbol. liquefact.

10,0, Natr. chlorat. 20,0, Natr. phosphor. 40,0, Natr. sulfur. 40,0, Aq. ad 100,0, täglich 50—100 ccm unter die Rückenhaut gespritzt).
**Adalin** s. Brom.
**Äthylmorphin.** hydrochlor. gleich Dionin, s. Morphium.
**Afenil** s. Calcium.
**Alival** s. Jod.
**Alkohol.** 90%, $^1/_2$—1 Spritze bei Neuralgien, Tic. convulsif an der Eintrittsstelle des Facialis oder des betr. Nerven.
**Antifebrin,** Antipyret. und Antineuralgic. 0,25—0,5 mehrmals täglich pro dosi 0,5! pro die 1,0!
**Antinervin** s. Brom.
**Antipyrin,** Pyrazolon. phenyldimethyl. Antipyret. und Antineuralgic., 0,5—1,0 pro dosi, mehrmals täglich, auch gegen Jodismus (s. Syphilis).

**Antisklerosin,** Natterer, hergestellt aus den einzelnen Blutsalzen, entweder als Truneceks anorganisches Serum oder in Tabletten. Serum 2 mal wöchentlich subcutan, Tabletten 3 mal täglich 2 in $^1/_4$ Glas Wasser, $^1/_2$ Stunde vor dem Essen. Letztere lösen sich schwer, daher 1—2 Stunden vorher in Wasser zu legen. Nach 4—6 Wochen 14 Tage Pause, dann wieder 14 Tage nehmen, 14 Tage Pause usw., kann auch abwechselnd mit Jod genommen werden. Bei Arteriosklerose und Netzhautblutungen auch Jugendlicher.

**Antithyreoidin** s. Thyreoidpräparate.

**Argent. nitric.** innerl. früher gegeben bei Tabes und damit zusammenhängender Atrophie des Opticus in Pillen zu 0,005—0,03! mehrmals täglich. Kann, zu lange gebraucht, Argyrosis des ganzen Körpers hervorrufen.

**Argent. colloidale, Collargol,** intravenös in 0,5—2% iger Lösung bei septischen Prozessen und sympath. Ophthalmie, 5—10 ccm. Auch subcutan in 1%iger Lösung.

**Dispargen,** colloid. Silber in 2%iger Lösung, in Ampullen zu 5 ccm intravenös, wie Collargol.

**Elektrargol,** $1^1/_4$%ige Lösung, subcutan oder intravenös, 5—10 ccm jeden 2.—3. Tag den gleichen Anzeigen (vgl. auch Proteinkörperther.). **Argochrom,** Methylenblausilber, mit 2% Ag.-gehalt 0,05—0.2 in 5—20 ccm Wasser gelöst intravenös täglich oder alle 2 Tage bei septischen Allgemeininfektionen.

**Fulmargin** mit gleicher Anwendung.

**Arsen** und Präparate: Liquor kali arsenic., solut. arsen. Fowleri, 0,1—0,5 mehrmals täglich als Tropfen bei Opticuserkrankungen sowie Erkrankung der Lidhaut, auch bei Neuralgien und Tic convulsif, Anämie, multiplen Hautsarkomen und Hypophysiserkrankungen.

**Natr. kakodyl.**, subcutan zu 0,05 in wässeriger Lösung bei Anämie, Chlorose, allgemeinen Erschöpfungszuständen. Exspirationsluft und Schweiß nehmen einen Geruch nach Knoblauch an.

**Elarson**, Tabletten enthaltend 0,0005 g täglich mehrmals 1—2 Stück nach den Mahlzeiten. Gut verträglich, besonders bei sekundärer Anämie und Chlorose, auch mit Eisen zusammen.

**Solarson**, Ampullen zu 1 ccm, enthaltend 0,003 As, gleichfalls zur Subcutanbehandlung, ohne riechende Ausscheidung aus dem Atem, mit den gleichen Anzeichen wie die vorhergehenden.

**Salvarsan**, gelbes Pulver, Lösungen sind mit Alkali zu neutralisieren, s. Syphilis.

**Neosalvarsan**, leicht löslich in Wasser mit neutraler Reaktion, vgl. ebenda. Angewendet ist es auch bei toxischen Amblyopien, 0,3, einmal wöchentlich intravenös sowie auch insbesondere bei sympath. Ophthalmie.

**Silbersalvarsan**, stärker wirkend als Salvarsan, mit gleicher Anzeige.

**Salvarsannatrium**, leicht und ohne Zersetzung in Wasser löslich, wirkt eben sostark wie Salvarsan, vgl. Syphilis. **Neo-Silbersalvarsan** vgl. ebenda.

**Arsenferratose**, Lösung von Arsenferratin, Verbindung von Eiweiß mit Eisen und As, Kinder 3 Kinderlöffel, Erwachsene 3 Eßlöffel täglich.

**Arsentriferrin**, Lösung von Arsentriferrol, in gleicher Gabe wie das vorige.

**Arthigon**, Gonokokkenvaccine s. Serotherapie.

**Aspirin** s. acid. salicyl.

**Asurol** s. Hydrarg.

**Atophan**, Tabletten zu 0,5, täglich 3—4 Stück bei gichtischen Erkrankungen, Iritis, Episkleritis, auch bei sympathischer Ophthalmie in gleicher Dosis versucht.

**Aurourokantharidin**, Goldkantharidin, s. Tuberkulose.

**Benzosalin** s. acid. salicyl.

**Biozyme**, s. Hefepräparate.

**Bornyval**, Nervinum bei Neurasthenie, in Kapseln zu 0,25, täglich 1—2 Stück.

**Brom** und **B.präparate**. Bromkalium und B.natrium gegen Aufregungs- und neurasthenische Zustände, auch mildes Schlafmittel sowie zu längerem Gebrauch. Bei Hemicrania Ophthalm. längere Zeit zu 0,6—2,0 mehrmals täglich in Pulver oder Lösung. Mit gleicher Anzeige Bromalin 1,0—10,0 mehrmals täglich.

**Bromglidine,** Br. an Pflanzeneiweiß gebunden, Tabletten zu 0,5, mehrmals täglich 1—2 Stück.

**Bromipin,** Lösung von Brom in Sesamöl, 10% Brom enthaltend, 3—4 mal täglich einen Teelöffel.

**Bromural,** Tabletten zu 0,3 mehrmals täglich 1—2 Stück.

**Adalin,** ebenfalls in Tabletten, zu 0,5, wie das vorherige.

**Sedobrol,** mit Fett und Fleischextrakt, gibt mit 100 g Wasser eine wohlschmeckende Bouillon.

**Sabromin,** Calciumsalz mit Brom, 1 g etwa 1—2 g B.kali entsprechend. Vor Licht schützen.

**Bromwasser** (nach Erlenmeyer), Lösung von Kalium brom., Natr. bromat. und Ammon. bromat. in kohlensaurem Mineralwasser mit Kochsalzgehalt, der die Gefahren des Bromismus vermeiden soll. Die Flasche zu 750 g enthält 10 g Bromid.

**Antinervin,** Antineuralgic. zu 0,5 innerlich.

**Brucin** s. Strychnin.

**Calcium und Präparate.** Bei Skrofulose mit Neigung zu Exsudatbildung, auch gegen Blutungen und Neigung dazu.

**Ca. chlorat.** 0,1—0,3 dreimal täglich Jahre lang genommen soll Heilung des Heufiebers bringen. In der Zeit des Pollenfluges muß man allerdings unter Umständen auf 5—7 g täglich steigen. Wessely empfiehlt bei Skrofulose Calc. chlorat. sicc. 10,0, Liquor. Ammon. anis. 2,0 Gummi arab. 1,0, Saccharin q. s., Aq. ad 200, 4mal täglich einen Kinderlöffel voll. Ca. chlorat. 10% 3—7 ccm intravenös bei Cocainvergiftung.

**Afenil,** Verbindung von Ca mit Harnstoff, in Ampullen in 10%iger Lösung intramuskulär oder intravenös 10 ccm in Abständen von 2—5 Tagen bei Heufieber, Frühlingskatarrh, auch sklerosierender Keratitis empfohlen. Einspritzung langsam vornehmen, über 5 Minuten hinziehen! Bei Hitzegefühl am Körper warten, bis Abkühlung eintritt, dann erst weiter injizieren und auf Hitzegefühl achten. 2—3 Stunden nach der Injektion Besserung, Augen werden geöffnet. Ampullen von 10 ccm.

**Candiolin,** organ. Phosphorverbindung mit Ca. (Bayer u. Co. Leverkusen), bei Skrofulose und Rachitis, torpiden Hornhautgeschwüren, Blepharospasmus. Tabletten, 3mal täglich 3 vor dem Essen oder als Pulver ein gestrichener Eßlöffel 3 mal in Brei, Milch u. ä. (nicht mit der Flüssigkeit kochen!).

**Kalzan**, milchsaure Ca-Verbindung in Tabletten zu 0,5 mehrmals täglich.

**Tricalcol**, weißliches Pulver, löst sich leicht in Wasser, 4 mal täglich 2,5 g. mit gleichen Anzeigen wie oben.

**Calomel**, s. Hydrarg.

**Caseosan**, 5% sterile Caseinlösung s. Paraspecif. Therapie.

**Cerolin**, s. Hefe.

**Chinin. hydrochlor.** in Verbindung mit Eisen bei nervöser Asthenopie, mit Morphium gegen neuralgische Schmerzen (Chinin. 0,025—0,05 mehrmals täglich).

**Chloralhydrat** zu 0,25—3,0 als Schlafmittel, bei Delirium zu vermeiden.

**Chlorylen**, helle Flüssigkeit, bei Trigeminusneuralgieen, skrophulöser und herpetischer Keratitis, Blepharospasmus, 20—30 Tropfen auf Watte getropft zum Aufriechen, mehrmals täglich. Dasselbe auch in Perlen zu 0,25, 2—3 Stück mehrmals täglich nach den Mahlzeiten.

**Codein. phosphor.** s. Morphium.

**Coffein**, 0,05—0,5 als Pulver gegen Migräne, auch in Verbindung mit Antipyrin als Migränin gegen Neuralgien (1,1).

**Collargol**, s. Argent.

**Curral** Harnstoffverbindung, Schlafmittel in Tabletten zu 0,5, 1—2 Stück zu nehmen.

**Dijodyl**, s. Jod.

**Dionin**, s. Morphium.

**Dispargen**, s. Argent.

**Dormiol**, Amylenchloral, 0,5—2,0 als Schlafmittel.

**Eisen**, s. Ferrum.

**Elarson**, s. Arsen.

**Embarin**, s. Hydrarg.

**Fejoprot**, s. Jod.

**Elektrargol** $^1/_4$% subcutan oder intravenös s. Argent. u. Proteinkörperther.

**Ferrum** in den verschiedensten Formen und Präparaten gegen Chlorose und Anämie Blaudsche Pillen, pil. Ferri carbon., jede Pille 0,025 Eisen enthaltend, täglich 1—4 Pillen, mehrmals täglich nach den Mahlzeiten. Bei allen Eisenpräparaten frisches Obst vermeiden, vorsichtige Diät. Viel gebraucht auch Syrup. ferr. jodat., 5% Jodeisen enthaltend, zu gleichen Teilen mit Syrup. simpl., täglich mehrmals einen Teelöffel voll. Sonst noch Triferol, Ferratose, Ferroglidine, Eisenpräparat mit

Pflanzeneiweiß, Liq. ferr. albumin., Athenstädtsche Eisentinktur, Ferr. oxydat. saccharat, leicht bekömmlich und viele andere. Ferrum reduct. mit 90% reinem Eisen, 0,05—0,2 mehrmals täglich in Pillen.

**Fibrolysin** s. Thiosinamin.

**Formaminttabletten** Formaldehyd-Milchzuckerverbindung, Desinficiens für Mund und Hals, zur Verhütung von Stomatitis mercurial.

**Fulmargin** s. Argent.

**Gelatina** bei Blutungen; innerlich 5—10% Lösungen. Subcutan Gel. sterilis Merck, 10—40 g einer 10—20%igen Lösung.

**Hedonal**, Hypnoticum, 2—3,0 g.

**Hefepräparate**, innerlich bei Neigung zu Acne und Gerstenkörnern, auch zu längerm Gebrauch bei Rosacea-Keratitis.

Biozyme, Trockenpräparat lebender Hefe, lange haltbar, messerspitzenweise eingenommen, auch in Form von kleinen Stäbchen.

Cerolin, Gemisch aus Hefe und Fetten, 0,1—0,2 3 mal täglich in Pillen $1/_2$—1 Stunde vor den Mahlzeiten.

Furunkuline, trockene Hefe, 3 mal täglich einen Tee- bis einen Eßlöffel voll in Wasser, Bier oder Suppen.

Levuretin, Levurin und getrocknete Bierhefen, 3 mal täglich einen Teelöffel vor den Mahlzeiten in Wasser, Bier oder Suppen.

Trygase, feinkörniges Präparat, mehrmals täglich einen Teelöffel in Wasser oder Bier.

Xerase, Hefepräparat aus 150 Teilen trockener Hefe, 125 Teilen Bolus, 20 Teilen Zucker und 3 Teilen Salz 2—3 mal täglich 3 g.

Zymin.

**Heroin** s. Morphium.

**Hydrargyrum**, Ungt. ciner., 33% Hg enthaltend s. auch Syphilis, aber auch bei schweren Erkrankungen des Uvealtract., bei septischen und infektiösen Prozessen sowie bei sympath. O. vielfach bewährt. Einreibungen von 3—6 g.

**Hg. bichlorat. corros.**, innerlich in Pillen bei Aderhautleiden und Veränderungen der Macula lut. bei hochgradiger Myopie., 0,15, zu 30 Pillen, 3 mal täglich eine Pille; bei Darmstörungen sofort aussetzen, Obst und blähende Diät vermeiden, 10 Minuten nach den Mahlzeiten zu nehmen.

**Hg. bijodat. flav.** s. Syphilis.

**Hg. chlorat mite, Calomel** innerlich als Laxans. in kleinen

Dosen, auch bei skrofulöser Keratitis 0,01, 2 mal täglich ein halbes Pulver s. auch Syphilis.

**Hg. glidine**, Hg. an Pflanzeneiweiß gebunden, innerlich bei Syphilis, s. das.

Wegen der übrigen Hg.präparate vgl. den Abschnitt Syphilis.

**Hydrast. canadens.**, Extract. fluid., 3 mal tägl. 25—30 Tropfen gegen Heuschnupfen.

**Hypophysispräparate**, s. Abschnitt Organtherapie.

**Iriphan**, Strontiumsalz des Atophans und ebenso wie dieses gebraucht, in Tabletten, 3—4 mal 0,4.

**Jaborandi**, s. Pilocarpin.

**Jodferratose**, s. Jod.

Kalzan, s. Calcium.

**Jod und Jodpräparate**, bei den verschiedensten Krankheiten, wo eine aufsaugende Wirkung gewünscht wird, Blutungen, Arteriosklerose, Exsudaten u. a. Es erniedrigt den Blutdruck durch Herabsetzung des Gefäßtonus und der Viscosität des Blutes. Es findet daher die mannichfachste Verwendung bei Erkrankungen des Herzens, der Gefäße, der Gelenke usw. Am Auge überall gebraucht, wo man von ihrer zweifachen Wirkung, der aufsaugenden und blutdruckherabsetzenden, sich Erfolg verspricht, bei Keratitis parenchymat., den verschiedenen Formen der Iritis und Uveitis, Glaskörpertrübungen, Leiden des Nervus opticus, der Netzhaut, auch bei beginnender Katarakt. Vgl. auch den Abschnitt Syphilis.

Am gebräuchlichsten das Kalium- und Natriumsalz zu 0,1—1,0 und in höheren Dosen mehrmals täglich in wässeriger Lösung oder in Kapseln. Pagenstecher empfiehlt bei Skleritis, Episkleritis, Augenmuskellähmungen gleich von Anfang höhere Dosen zu geben und zwar in Verbindung mit Bromkalium, um Störungen von Seiten des Herzens zu vermeiden (Kal. jodat 20,0, Kal. bromat 7,5, Aq 200 dreimal täglich einen Eßlöffel unmittelbar nach den Mahlzeiten). Bei empfindlicher Schleimhaut Verdünnung mit Milch. In den nächsten Tagen Steigerung bis zu 6 Eßlöffeln, nach 8—14 Tagen statt K. jod. Natr. jodat. in gleicher oder stärkerer Gabe. Die hohen Dosen sollen meist gut vertragen werden. P. gibt Jod auch bei diffusen Linsentrübungen, daneben Jod in Form der Moltschen Stirnsalbe und will danach Zurückgehen der Trübungen beobachtet haben. Noch besser soll Jodrubidium vertragen werden. Jod in ganz schwachen Dosen oft wirksam bei Basedow, entweder Tinct. Jodi

Medikamentöse Therapie. 55

jeden zweiten Tag einen Tropfen oder 1—2%ige Lösung von Jodkali, 6—8 Tage jeden Monats 5 Tropfen, d. h. $2^1/_2$—5 milligr Jodkali oder $1^1/_2$—3 milligr Jod. Die günstige Wirkung soll sich sehr bald im Nachlassen der Tachykardie zeigen. Nach Ohlemann soll die ungünstige Wirkung des Jod auf die Darreichung zu großer Dosen zurückzuführen sein. Auch von anderen Seiten ist über Erfolge bei Basedow mit kleinen Dosen Jod berichtet. Statt der reinen metallischen Salze sind eine Reihe organischer Jodverbindungen hergestellt, bei denen die einzelne Gabe weniger Jod enthält, dieses aber zur besseren Resorption kommen läßt. Sie werden mit Vorteil verordnet, wenn die metallischen Salze schlecht vertragen werden oder zu heftige Reizerscheinungen machen. Allerdings reagieren die Kranken auch hier verschieden auf die verschiedenen Präparate und man wird auch hier gelegentlich zu wechseln gezwungen sein. Am gebräuchlichsten sind Sajodin, in Tabletten zu 0,5, auch mit Eisen als Eisensajodin in Tabletten zu 0,5, mehrmals täglich eine Tablette. Jede Tablette enthält 25% Jod und 5,0% Eisen. Jodtropon, gleichfalls in Tabletten zu 0,5, enthält Eiweiß, daher besonders angezeigt, wenn Eiweißansatz beabsichtigt. In Verbindung mit Eisen als Fejoprot in mit Kakao überzogenen Tabletten, von Kindern sehr gern genommen. Beide Präparate gut verträglich. Jodocitin, Verbindung von Jod mit hohem Lecithingehalt. Jodglidine, Verbindung mit Pflanzeneiweiß, gleichfalls ein gut vertragenes Präparat. Alle in Tabletten zu 0,5, mehrmals täglich.

Andere Verbindungen sind Jodfortan (Harnstoff mit Jodcalcium), Tabletten zu 0,25, täglich 3—6 Stück. Dijodyl, Fettsäureverbindung mit Jod, wird erst im Darm resorbiert, Tabletten zu 0,3, 3—4mal täglich 1—2 Stück. Jodipin, Verbindung mit Sesamöl, in 10% Lösung 2—3mal täglich einen Teelöffel voll, auch in Tabletten zu 0,2 g 3mal täglich 1 Tablette. Jodostarin in Tabletten zu 0,25 täglich mehrere Stück. Jodival in Tabletten zu 0,3, täglich mehreremal 1—2 Stück. Jodothyrin vgl. Organtherapie. Alival, fast geschmackloses Pulver mit 63% Jodgehalt, mehrmals täglich 0,3; intramuskulär 1,0 pro die in möglichst wenig Wasser verdünnt.

Von Eisenverbindungen mit Jod ist neben den bereits erwähnten noch zu nennen Jodferratose, eine syrupartige Auflösung von Jodferratin und Eisen, für Kinder, täglich 3—4 Eßlöffel voll.

Wird Jod innerlich nicht gut vertragen, so kann es durch Jothion ersetzt werden. (Jothion 2,0, Chloroform 2,0, Ol. olivar. ad 20,0.) Man läßt täglich oder jeden zweiten Tag auf den Arm oder eine andere Stelle des Körpers 0,2—0,4 g 5 Minuten lang einreiben, nach 45—60 Minuten ist Jod im Harn und Speichel nachzuweisen.

Wie das Jothion soll auch das Jodosolvin, eine 15%ige Jodlösung, ohne Reizerscheinungen von der Haut resorbiert werden, ebenso Jodvasogen.

Auch intravenös hat man Jod letzter Zeit gegeben, doch sind die Mitteilungen über den Erfolg widersprechend.

**Kalzan** s. Calcium.

**Lecithin**, aus Eigelb hergestellt, bei Neurasthenie und Schwächezuständen. Subcutan in Wasser oder physiologischer Kochsalzlösung soll es die Narkose abkürzen und die Nachwirkungen aufheben. 3—5 ccm der sterilen 10%igen Emulsion unter die Rückenhaut oder intravenös bei Tabaksamblyopie und Schwefelkohlenstoffvergiftung, auch bei Neuritis retrobulb. (Römer), ferner bei Arteriosklerose und Gicht, da es die Kalkablagerung in die Gewebe hindert.

**Levuretin** s. Hefepräparate. Levurine und Levurinose s. ebenda.

**Luminal**, Veronalabkömmling, 0,1, mehrmals täglich, doppelt so stark wie Veronal wirkend. Tabletten zu 0,1 und 0,3.

**Medinal**, Schlafmittel wie Veronal. 0,3—1,0 mehrere Stunden vor dem Schlafengehen.

**Melubrin**, Antineuralgicum, Tabletten zu 0,5.

**Menthol. valerian.** s. Validol, 10—15 Tropfen auf Zucker bei Hemicrania ophthalm., nach weiteren 5 Stunden ev. wieder 10 Tropfen.

Coryfin, Mentholester, zum Einpinseln in die Nase oder Einatmen bei heftigem Schnupfen.

**Mergal** s. (Hydrarg.) Syphilis.

**Merlusan** s. ebenda.

**Migränin** s. Coffein.

**Morphin. hydrochlor.** 0,01—0,03 innerlich oder subcutan bei schmerzhaften Augenleiden.

Codein 0,01—0,05 und Dionin 0,01—0,03 gegen Hustenreiz und als Beruhigungsmittel, beide als Pulver oder Tabletten mehrmals täglich. Heroin, 0,005—0,015 3 mal täglich mit gleicher Anzeige.

Medikamentöse Therapie. 57

**Natron bicarbon.** 0,5—1,5 mehrmals täglich als Pulver bei Diabetes und Acetonämie.

**Nirvanol, Hypnot.,** gegen motor. Aufregungszustände, 0,25—0,5, auch subcutan. Tabletten zu 0,5, Ampullen zu 4,0 ccm, 0,5 N. enthaltend.

**Novasurol** s. Syphilis.

**Nucleogen,** Verbindung von Eisen, Phosphor und As. mit Nucleinsäure 3 mal täglich 1—2 Tabletten bei Skrophulose.

**Ol. jecoris aselli.** Lebertran, Nährmittel, reich an Vitaminen, bei Skrofulose teelöffelweise mehrmals täglich oder in Kapseln zu 1,1—5,0, auch in Emulsion und als Eisen- und Jodeisenlebertran. Phosphorl. gegen Rachitis.

**Olobinthin** s. Terpentin.

**Opium.** Beruhigungs- und Schlafmittel, 0,03—0,05 bis höchstens 0,15. Opium in gleichen und schwächeren Dosen auch bei Diabetes zur Herabsetzung der ausgeschiedenen Urinmenge.

**Opsonogen,** polyvalente Staphylokokkenvaccine s. specif. Serother.

**Paraldehyd,** Schlaf- und Beruhigungsmittel, farblose Flüssigkeit, 2,0—5,0.

**Phenacetin.** Antineuralg., 0,5—1,0. 1—3 mal täglich.

**Pilocarpin.** Alkaloid aus den Jaborandiblättern, subcutan 0,01—0,03 zum Schwitzen, jetzt wohl selten angewendet.

**Pituglandol** s. Organther.

**Pituitrin** s. ebenda.

**Proponal,** ähnlich wie Veronal, 0,15—0,5 als Schlafmittel.

**Pyramidon,** Antineuralg., 0,2—0,5. 1—3 mal täglich.

**Rodagen** s. Organther.

**Rubid. jodat** s. Jod.

**Sabromin** s. Brom.

**Salipyrin** s. acid. salicyl.

**Salvarsan** s. Arsen und Syphilis.

**Sedobrol** s. Brom.

**Secacornin (Roche)** 0,01, Spirit. dilut. 10,0, 3 mal täglich 5—10 Tropfen 4—6 Monate, dann 2 Monate Pause, dann wieder wie vorher. Soll gegen Katarakt wirksam sein.

**Silicium** und Präparate, zur Nebenbehandlung bei Tuberkulose. Silistren Bayer, Flüssigkeit, 3 mal tägl. 25—30 Tropfen in Wasser, Kindern die Hälfte.

**Silicol,** als Pulver 0,1 mehrmals täglich oder in Tabletten, 3 mal täglich ein Stück.

**Siliquid-Boehringer**, 0,3% wässerige kolloidale Kieselsäurelösung, intravenös, mit 1 mgr $SiO_2$ beginnen, bis zu 3 auch 5 mgr steigen.

**Solarson** s. Arsen.

**Sanarthrit** s. Reizther.

**Strophantus**, Tinct. Str., 2—4 mal täglich 4—8—10 Tropfen zur Herabsetzung des Blutdruckes, bei Glaukom empfohlen.

**Strychnin nitr.**, innerlich bei Lähmungen und toxischen Amblyopien in Pillen zu 0,01—0,02—0,03, subcutan gleichfalls bei Amblyopien und Sehnervenerkrankungen in die Schläfengegend oder den Arm 0,0005—0,002 p. Dosi täglich oder jeden 2. Tag.

**Brucin**, enthalten in dem Semen Strychni, innerlich in gleicher Dosis und gleicher Anzeige.

**Stypticin** (Cotarnin. hydrochlor.), innerlich oder subcutan zu 0,025—0,05 mehrmals täglich bei Blutungen der Netzhaut und Glaukoma hämorrhag.

**Terpentin**, Ol. Terebinth. s. Reiztherapie.

**Olobinthin-Riedel**, 10% Lösung von Terpentin in Öl, in Ampullen von 1,1 ccm, s. Reiztherapie.

**Thiosinamin**, Allylthioharnstoff, subcutan in 10%iger Lösung zur Erweichung von Narben, gebräuchlicher

**Fibrolysin**, Verbindung von Thios. mit Natriumsalicylat, in Ampullen zu 2 ccm, subcutan in die Rückenhaut, bei Narbenleukom, Glaskörpertrübungen, Neuritis retrobulb., bei Strikturen des Tränennasenganges, Lidrandverwachsungen und Narbenektropium, 10 Injektionen zu je 2 ccm, 3 mal wöchentlich.

**Thyraden, Thyroglandol, Thyrojodin** s. Organther.

**Thyreoidin sicc., Thyreoiserum** s. ebenda.

**Tricalcol** s. Calcium.

**Trigemin**, Analget. und Antineuralg., 0,5—1,0, 1—2 mal tägl.

**Trional**, Schlafmittel, 1,0 in 200 ccm Flüssigkeit, nach dem Abendessen.

**Trygase** s. Hefepräpar.

**Tuberkulin** s. Tuberkulose.

**Urethan**, Schlafmittel, verhältnismäßig ungiftig, daher auch für Kinder zu verwenden, 1,0—2,0—4,0 in Lösung.

**Uricedin**, bei gichtischen Erkrankungen. 1,0—2,0, 2—4 mal täglich.

**Valeriana**, Tinct. V. äther. 20—30 Tropfen mehrmals täglich, Beruhigungsmittel bei Aufregungszuständen, bei Hysterie und Neurasthenie.

**Valamin,** Schlafmittel in Perlen zu 0,25, 1—2 Stück vor dem Schlafengehen.
**Valyl,** Perlen zu 0,125, 2—3 Stück mehrmals täglich, Beruhigungsmittel.
**Validol** s. Menthol.
**Veronal,** 0,3—0,5 als Schlafmittel und bei Erregungszuständen.
**Xerase** s. Hefepräparate.
**Zittmanscher Decoct** s. Syphilis.
**Zymin** s. Hefepräparate.

## 8. Allgemeine Kälte- und Wärmeanwendung, Bäder, Bade- und Brunnenkuren.

Allgemeine Kälte- und Wärmeapplikationen finden in Form von Packungen und Bädern Anwendung.

Bei kalten Packungen wird der Körper in ein großes Badelaken gehüllt, das in Wasser von 12—15° getaucht wird und mit dem alle Körperteile von einer zweiten Person mit flacher Hand abgerieben, an manchen Stellen abgeklatscht werden.

Gesicht, Kopf, Brust und Achselhöhle werden vorher mit Wasser benetzt, die Prozedur mit Abtrocknen und Frottieren beendet. Bei Neurasthenikern nimmt man für das Laken zunächst Wasser von 36°, appliziert es 1 Minute, trocknet mit leicht gewärmten Laken ab und geht allmählich auf 18° herab.

Kalte Bäder finden wohl nur selten Anwendung. Dagegen werden indifferente Bäder von 34-37° C mit kalten Übergüssen während des Bades oder einer kalten Dusche hinterher häufiger verabfolgt.

Allgemeine Kälteapplikationen finden in der Augenheilkunde überhaupt nicht häufig Anwendung. Man verordnet sie Neurasthenikern, auch Kindern zur Abhärtung, soll jedenfalls mit ihrer Verordnung vorsichtig individualisierend vorgehen, da sie gerade von Neurasthenikern häufig nicht gut vertragen werden.

Warme Packungen kann man trocken oder feucht verordnen. Im ersteren Falle wird der Kranke ganz in wollene warme Decken geschlagen, die Prozedur unterstützt mit Wärmflaschen. Bei der nassen Einpackung legt man auf eine wollene Decke ein in kaltes Wasser getauchtes leinenes Tuch, auf das der Kranke sich legt; kalte Füße läßt man vorher wärmen. Man wickelt den Kranken schnell und sorgfältig in die Decke ein, so daß das nasse Tuch nirgends hervorsieht. Besonders ist darauf zu achten, daß man das Tuch zwischen die Knie und zwischen Thorax und Arme schiebt. Man läßt den Kranken so 1—2 Stunden liegen.

Warme Bäder werden, abgesehen von Reinigungsbädern, fast ausschließlich bei Augenleiden angewendet, die mit Allgemeinleiden einhergehen, bei skrofulösen und gichtisch-rheumatischen Leiden der äußeren oder inneren Häute des Auges und des Sehnerven und daher häufig mit Zusätzen von Medikamenten und Salzen versehen.

Von ihnen sind die mit Zusatz von Sole und ähnlichen Badesalzen verabfolgten die am häufigsten angewendeten. Sie werden in einer Stärke von 1—5% Sole gegeben. Man nimmt auf 250 l Wasser 2,5—12,5 Badesalz (Kreuznacher Mutterlauge, Seesalz) und läßt bei 25—28° C 8—10 Minuten baden. Jede Woche etwa 3 Bäder, hinterher Ruhe, am besten im Bett. Dauer der Kur etwa 6 Wochen.

Sublimatbäder (nicht in Metallwanne) werden bei hereditärer Syphilis verordnet; s. Syphilis.

Ebenso gibt es eine Reihe von Präparaten zur Herstellung künstlicher Kohlensäurebäder bei Kranken mit Arteriosklerose und Herzmuskelstörungen.

Bei allen Wannenbädern soll der Kranke bis über die Schultern im Wasser sitzen, das Zimmer soll gut gewärmt und gelüftet sein. Die Wannenbäder werden bis zu 37 und 45° verabreicht.

Heiße Bäder beeinflussen nach Hertel entschieden Augenkrankheiten, wenn auch die Art und Weise ihrer Wirkung nicht ganz sicher gestellt ist. Da durch heiße Bäder der Blutdruck erhöht, die Herzaktion gesteigert wird, so darf man sie nur mit Vorsicht anwenden, sie daher bei Netzhautblutungen und Glaukom nicht verordnen. Das gleiche gilt von den russischen Dampfbädern. Zu Schwitzkuren werden neben den heißen Wannenbädern auch Heißluftbäder verordnet, die für das Allgemeinbefinden zuträglicher sind, aber — wie auch die römisch-irischen — eigene Einrichtungen erfordern. Bei beiden wird der Kopf durch eine kalte Kompresse geschützt.

Das beste und angenehmste sowie wirksamste Mittel, um den gewünschten Schweißausbruch zu erreichen, ist das elektrische Lichtbad. Ein achteckiger Kasten von 1 qm Grundfläche, oben mit einer Öffnung, durch die der Kopf des Kranken geht, hat an seinen Wänden, die am besten mit Glasplatten belegt sind, Reihen von 10 kerzigen Glühlampen. Ein Thermometer reicht durch den Deckel möglichst weit in den Kasten. Die Einschaltung der Lampen geschieht reihenweise, der Abschluß am Hals wird durch Tücher hergestellt. Man läßt die Strahlen etwa $1/4$ Stunde ein-

Allgemeine Kälte- und Wärmeanwendung. 61

wirken, unterbricht dann die Wirkung und läßt etwa $^{1}/_{2}$ Stunde nachschwitzen. Zum Schluß erhält der Kranke ein laues Bad und muß dann zugedeckt 1 Stunde ruhen. Für Lichtbäder im Hause hat man eigene Bettschwitzapparate, ein zylinderförmiges Eisengestell mit Glühlampen versehen, das über den Patienten gelegt und durch wollene Decken oben und unten abgedichtet wird. Die Lichtbäder werden auch von Kranken mit Gefäßstörungen besser vertragen als andere Prozeduren. Gegen zu starke Erhitzung des Kopfes wird gleichfalls eine Kompresse auf ihn gelegt.

Allgemeine Wärmeapplikation und heiße Bäder werden sowohl bei rein örtlichen Augenleiden verordnet, wie auch bei solchen, die mit Allgemeinleiden einhergehen, bei rheumatischen Affektionen und Erkältungen, Iritis, Cyclitis, Aderhaut-, Netzhaut- und Sehnervenerkrankungen sowie Glaskörpertrübungen. Daß man sie nicht bei Glaukom und Netzhautblutungen anwenden soll, wurde bereits erwähnt, über ihren Wert bei Netzhautablösung sind die Ansichten geteilt; Pagenstecher warnt dabei vor ihrer Anwendung und sah Verschlechterung danach. Übrigens soll nach Bier der Schweißverlust bei den Schwitzbädern keine Rolle spielen, sondern der Hauptfaktor die entstehende Hyperämie sein, so daß örtliche Wärmeapplikationen oft besser wirken.

Neben den Vollbädern kann man für besondere Zwecke auch Teilbäder nehmen lassen. So sind Kopflichtbäder, für die es eigene Apparate gibt, bei nicht luischer Iritis, Skleritis und Glaskörpertrübungen sowie bei retrobulbärer Neuritis empfohlen. Auch die Ableitung durch warme Fußbäder ist beliebt. Man läßt sie bei 37—45° und unmittelbar vor dem Schlafengehen 10—15 Minuten lang nehmen und kann ihre Wirkung durch Zusatz einer Hand voll Salz oder eines Eßlöffels Salz- oder Salpetersäure oder eines Löffels Senfmehl verstärken. Einzelne ziehen den warmen Fußbädern sogenannte Wechselbäder vor, d. h. abwechselndes Eintauchen der Füße in kaltes und heißes Wasser. Verordnet werden sie bei Neigung zu Kongestionen nach dem Kopf, Aderhaut- und Netzhautleiden, Glaskörpertrübungen, zumal bei hochgradiger Myopie.

Gestatten es die äußeren Verhältnisse, so wird man, wenn nötig, den Kranken bei örtlichen Leiden sowohl wie auch bei solchen, welche der Ausdruck einer Allgemeinerkrankung sind, in ein Bad oder einen Luftkurort schicken.

Allein die Änderung der äußeren Verhältnisse ist hier oft von guter Wirkung. So sehen wir chronische Lidrand- und

Bindehauterkrankungen, auch Trachom, durch einen 4—6 wöchentlichen Aufenthalt in waldiger Gebirgsluft, fern vom Rauch und Staub der Städte, auch ohne örtliche Behandlung geheilt oder doch wesentlich gebessert werden. Ein gleicher Aufenthalt erweist sich bei Komplikationen von hochgradiger Myopie, unter Umständen in Verbindung mit leicht abführenden salinischen Wässern, gleichfalls oft vorteilhaft.

Auch für leichtere Fälle von Skrofulose mit ihren mannigfaltigen Erscheinungen am Auge und an der Haut genügen nicht selten derartige Veränderungen; Stadtkinder, die unter der schlechten Luft der Städte und der gerade jetzt so ungenügenden Ernährung zu leiden haben, blühen in reiner Landluft und kräftiger Ernährung schnell auf.

Bei Allgemeinleiden, deren örtlicher Ausdruck das Augenleiden ist, wird sich die Auswahl des Kurortes nach dessen spezifischen Heilmitteln richten, neben denen noch die klimatischen Verhältnisse sowie die Jahreszeit zu berücksichtigen sind.

In erster Linie kommt hier das Heer der skrofulösen und tuberkulösen Augenleiden in Betracht.

Für die Behandlung der ersteren bilden die Solbäder, daneben auch die Seebäder, die Domäne.

Eine Kur in einem Solbad soll im allgemeinen nicht unter 6 Wochen dauern. Die Anzahl der Bäder, Dauer derselben, Stärke der Sole wird am besten im Einverständnis mit einem der am Ort tätigen Ärzte zu lösen sein. Eine bestehende skrofulöse Entzündung bildet keine Gegenanzeige für den Gebrauch des Bades, ebenso wie ein etwa eintretendes Aufflackern derselben eine Unterbrechung nicht nötig macht. Dagegen sollen diese Kranken die Gradierwerke mit der zerstäubten salzhaltigen Luft meiden. Alle Solbäder hier aufzuführen, ist hier nicht der Ort; der Arzt kann sich aus jedem Bäderalmanach darüber unterrichten. Wenn im folgenden einzelne derartige Orte doch angeführt werden, so soll das natürlich nicht eine geringere Wertschätzung der nicht genannten bedeuten, sondern dem Arzt nur einige Anhaltspunkte geben.

Wollen wir Kranken die gemeinsamen Vorteile des See- und Solbades zuteil werden lassen, so schicken wir sie in ein Ost- oder Nordseebad. In den meisten derselben sind Einrichtungen auch für warme Seebäder vorhanden, so daß wir mit der Wirkung des Bades die Haut und Stoffwechsel anregende Wirkung der klimatischen Faktoren verbinden. Kranke mit empfindlichen, leicht reizbaren Augen gehen besser an die Ostsee mit ihren Wäldern, kräftigere Naturen mit wenig empfindlichen Augen vertragen auch die Nordsee.

Von den Ostseebädern kommt in erster Linie Kolberg in Betracht, welches — außer Biarritz in Frankreich — das einzige Seebad ist, das neben der See noch Sol- und Moorbäder besitzt.

Unter den Nordseebädern ist Wyk auf Föhr, das mehr schattenspendendes Gehölz besitzt als die anderen Nordseebäder, besonders für diese Kranken geeignet.

Auch Trinkkuren mit jodhaltigen Wässern leisten oft Gutes in der Behandlung dieser Leiden (Aachen, Dürkheim, Kreuznach, Tölz u. a.).

Für leichte Formen tuberkulöser Erkrankungen genügt oft zur Bekämpfung ein Aufenthalt in Gebirgskurorten, besonders im Hochgebirge, wie wir sie in den Bayrischen Alpen besitzen. Man hat Heilung, auch schwerer Fälle, lediglich durch den Aufenthalt in derartigen Orten erreicht. Für andere Kranke eignen sich unsere Mittelgebirge, Schwarzwald, Harz, Thüringen, das Riesengebirge. Vor allen Dingen wird man solche Kranke mit empfindlichen Augen nicht in sonnige, staubige Gegenden schicken (Riviera), was sich augenblicklich ja allerdings von selbst verbietet.

Auch für Kranke mit Frühjahrskatarrh eignet sich besser bewaldetes Gebirge, während Heufieberkranke vegetationslose Gegenden, See (Helgoland), besser besuchen.

Bei Glaukom wird See widerraten, Gebirge bis zu 1700 m soll günstig dafür sein.

Bei Anämie und Bleichsucht mit ihren verschiedenen Erscheinungen am Auge ist gleichfalls oft eine Badekur angezeigt. Für leichte Formen genügt ein Luftkurort von 400—800 m Höhe. Zu hohe Lagen werden oft nicht vertragen. Ein Aufenthalt an der See ist für manche dieser Kranken von Vorteil, für andere geradezu nachteilig, so daß man gerade bei diesen Fällen sehr vorsichtig in seinen Anordnungen sein muß.

Kranke mit schweren Formen schickt man besser in Bäder mit eisen- oder arsenhaltigen Quellen, in denen neben den Bädern in erster Linie die Trinkkur zur Geltung kommt. Die wichtigste Arsentrinkquelle ist Dürkheimer Maxbrunnen, sonst seien von Stahlbädern erwähnt Pyrmont, Kissingen, Flinsberg, Kudowa, Driburg, Homburg, Langenschwalbach, Reinerz, Polzin u. a.

Von den Stoffwechselerkrankungen haben wir es am häufigsten mit gichtischen Leiden zu tun, bei denen eine Änderung in erster Linie durch Trinkkuren erstrebt wird. Verbunden werden kann mit der Trinkkur der Gebrauch von Moor- und Schlammbädern, auch Schwefel- und Wilbädern sowie Fangokuren. Neben Bertrich a. d. Mosel, Baden-Baden, Wiesbaden, Salzschlirf und Wildbad i. W. seien noch Kolberg und Polzin erwähnt, von denen Kolberg mit dem Moorbad noch die Wirkung des Seeklimas verbindet.

Auch in Radiumbädern finden diese Kranken Besserung und Heilung ihrer Leiden (Joachimstal).

Diabetiker läßt man nach Neuenahr gehen oder dem deutschen Karlsbad, Bertrich. Von ausländischen Bädern sind Karlsbad und Marienbad bevorzugt.

Für das große Heer der Rheumatiker bevorzugen wir bei der Behandlung die warmen Bäder, von denen neben den Akratothermen (Badenweiler, Schlangenbad, Warmbrunn, Wildbad i. W.) Sol- und warme Seebäder, Schwefel- und Schlammbäder mit Erfolg gebraucht werden. Außer den genannten Sol- und Seebädern seien noch Eilsen, Nenndorf bei Hannover und Nauheim genannt.

Die nicht seltenen Erkrankungen der Augen, die mit Arteriosklerose oder Herzmuskelerkrankungen verbunden sind, brauchen am besten Bäder mit salz- und kohlensäurehaltigen Quellen, von denen die bekanntesten Nauheim und Kudowa sind, neben denen noch das große Heer der Solbäder in Betracht kommt. Daß man Arteriosklerotiker nicht gern an die See schickt, wurde bereits erwähnt.

Für neurasthenische Zustände genügt oft zur Behandlung ein Kurort in mittlerer Höhenlage, wie sie oben bereits erwähnt sind, für schwere Fälle sind eisen- und arsenhaltige Quellen mehr zu empfehlen, Tabiker und Paralytiker mit Opticuserkrankung kann man stärkere Sol-, auch Kohlensäurebäder oder kohlensäurehaltige Sol- und Stahlbäder gebrauchen lassen, wenn man für sie überhaupt eine Badekur in Betracht zieht,

Für Krankheiten mit Störungen der inneren Sekretion, in erster Linie für den Basedow, eignet sich ganz besonders ein längerer Aufenthalt im Hochgebirge von 700—800 m aufwärts, manche Formen bessern sich nach Trinkkuren mit jod-, eisen- oder arsenhaltigen Wässern.

Für Spätformen der Syphilis und zur Nachbehandlung von Hg-Kuren erfreuen sich von altersher die Schwefelquellen eines besonderen Rufes (Aachen, Kreuth, Nenndorf u. a.) Aber auch Trinkkuren mit jod- und arsenhaltigen Wässern leisten hier oft gute Dienste (Dürkheimer Vigiliusquelle, Heilbronner Adelheidsquelle, Kreuznach, Salzschlirf u. a.). Trinkkuren kann man, wenn die Verhältnisse des Kranken eine Badereise nicht gestatten, auch im Hause mit den abgefüllten natürlichen Brunnenwässern der verschiedenen Bäder machen lassen.

Von den einfach alkalischen Säuerlingen (Neuenahr) läßt man 500—800—1000 ccm täglich bei mittlerer Zimmertemperatur und entsprechender Diät trinken. Von den alkalisch-sulfatischen Quellen gibt man Diabetikern Karlsbader Mühlbrunnen 150 bis zu 800 ccm, 1—2 mal täglich, 20—40° warm, gleichfalls bei entsprechender Diät. Gichtiker trinken Karlsbader Sprudel oder Marienbader, etwa in denselben Mengen, Marienbader bei 12—15° Temperatur. Salzschlirfer Bonifaciusquelle wird bei Zimmertemperatur getrunken, 150—200 ccm 1—2 mal täglich.

Beim Trinken von Bitterwässern sind blähende Speisen sowie solche mit starkem Fettgehalt und Säuren zu meiden, ebenso rohes Obst. Man läßt 200—1000 ccm innerhalb $1/2$—1 Stunde bei gewöhnlicher Temperatur trinken.

Auch Schwefelwässer kann man trinken lassen (Aachen, Nenndorf), 200—600 ccm morgens nüchtern, Temperatur 20—40°. Eisen- und jodhaltige Speisen sind hierbei zu meiden.

Von Eisenwässern kommen Pyrmonter, Schwalbacher, Driburger u. a. in der Regel zur Anwendung. Man gibt 180—900 ccm, teils morgens, teils nachmittags bei 12—25°. Obst, Salate, schwefelhaltige Substanzen soll man dabei meiden, ebenso bei dem häufig verordneten Levicowasser, von dem es ein starkes und ein schwaches gibt. Man beginnt mit 2—4 Eßlöffeln des schwachen Wassers, $1/2$—1 Stunde nach den Mahlzeiten, verdünnt mit Wasser oder Wein, und steigert allmählich, bis man nach 14—20 Tagen auf 4—8 Eßlöffel des starken Brunnens kommt. Kinder erhalten die Hälfte.

Daß eine Reihe dieser Brunnen künstlich hergestellt worden sind (Dr. Sandows Salze), sei zum Schluß noch kurz erwähnt. Daß man im Notfall zu ihnen wird greifen müssen, wird sich vielleicht nicht immer vermeiden lassen. Indessen hat doch die neuere Forschung gezeigt, daß eben nicht die nachgemachte chemische Zusammensetzung der Salze das allein wirksame ist, daß ihnen also nicht allein der Genius loci und der Brunnengeist fehlt, sondern auch noch manches andere.

## II. Örtliche Behandlung.
### 1. Mechanische Behandlung.

Zur mechanischen Behandlung des Auges gehört in erster Linie die Massage. Sie soll zur Beschleunigung der Blut- und Lymphzirkulation und somit zur Beschleunigung der Aufsaugung älterer oder frischer Ablagerungen dienen.

Man unterscheidet eine **Reibungsmassage**, eine **Druckmassage** und eine **Vibrationsmassage**, weiterhin kann man von einer **direkten** und **indirekten** Massage reden.

Die letztere wird mittels der Lider auf das Auge ausgeübt, entweder mit der Kuppe des Zeigefingers oder Daumens oder mit einem Wattebausch.

Bei der **Reibungsmassage** unterscheidet Herm. Pagenstecher die zirkuläre und radiäre Massage. Bei ersterer erfolgen die Reibungen des Fingers in radiärer Richtung von der Hornhautmitte nach der Äquatorgegend hin, man kann so jeden Sektor des Auges behandeln. Sie eignet sich besonders für umschriebene Prozesse der Augapfelbindehaut, der Hornhaut und Lederhaut (Phlyktänen, Keratitis fascicul., episklerale Prozesse).

Die zirkuläre Massage bewegt sich kreisförmig über der Cornealgrenze und dient mehr zur Behandlung diffuser Hornhautleiden (alter Maculae corn. u. ähnl.).

Die Bewegungen sollen möglichst schnell und nicht zu stark sein, die Dauer $1/2$ bis höchstens 1 Minute. Eine kräftigere und länger dauernde Massage, bis zu 5 Minuten und länger, wird bei der Embolie der Arter. centr. retin. angewendet.

Die **direkte Massage** wird bei Lid- und Bindehauterkrankungen angewendet. Man führe nicht zu schnelle und nicht zu starke streichförmige Reibungen auf den Lidern bzw. Lidrändern von der Nasenseite nach der Schläfe hin aus. Eine recht wirksame direkte Massage ist von Setz angegeben. Der Daumen der linken Hand wird mit seiner Radialseite an den konvexen Tarsusrand des Oberlides gelegt, der Zeigefinger der rechten Hand in der Längsrichtung an den konvexen Tarsusrand des Unterlides. Führt man die beiden Finger sachte gegeneinander, so stülpen sich beide Lider nach vorn aus, so daß die Lidkanten nach vorn abstehen und die Bindehaut beider Lider sich in breiter Ausdehnung berührt. Während der Daumen der linken Hand ruhig liegen bleibt, kann man mit dem Zeigefinger der rechten Hand das Unterlid kräftig hin- und herschieben und so einen beliebig starken Druck auf die Lider bzw. die Bindehaut ausüben, ohne das Auge zu drücken. Diese Massage ist besonders angezeigt bei squamöser und ulceröser Blepharitis sowie bei chronischer Blepharoconjunctivitis, follikulären und diffusen Schwellungen nach Trachom sowie bei der chronischen Blepharitis älterer Leute mit Neigung zu Ectropion und bei Conjunctivitia sicca. Man soll vor der Anwendung der Massage Salbe in den Bindehautsack streichen (gelbe Salbe 1—5% oder 1%ige Ichthyolsalbe, bei Ulcerationen auch 1% Noviforms.), wenn deren besondere Wirkung gewünscht wird. Bei Trachom kann man mit Sublimatsalbe (1 : 2000), Cuprum sulfur. 1% oder Cupr. citr., bei follikulären und anderen Erkrankungen der Bindehaut auch Ichthyol- 1%, Jodkali- 1%, oder Terminolsalbe einstreichen.

Die einzelne Behandlung soll etwa 3 Minuten dauern, anfangs täglich, nach 1½—2 Wochen jeden 2. Tag oder 2 mal die Woche.

Eine direkte Massage nur einzelner Stellen der Bindehaut kann man auch mit einem Glasstäbchen ausüben das unter das Lid geschoben wird, während der auf das Lid gelegte Finger den Gegendruck ausübt, oder indem man das Lid umstülpt und dann mit Glasstäbchen oder mit dem Finger unmittelbar die Bindehaut massiert. In beiden Fällen läßt sich eine kräftige Massage sowohl der einzelnen Stellen wie des ganzen Lides vornehmen, ohne daß das Auge dabei gedrückt wird.

Neben den schon besprochenen Anzeigen für die Massagebehandlung sind auch noch beginnende Chalazeen, zurückbleibende Verdickungen nach deren Entfernung, Trachom (auch direkt mit auf das umgestülpte Lid aufgetragener Borsäure zu massieren), Entzündungen der Meibomschen Drüsen, follikuläre Katarrhe und Hornhauttrübungen, besonders bei abklingender Entzündung. Auch Episkleritis (oft etwas schmerzhaft), Phlyktänen und kataraktöse Linsenreste sind Anzeigen für die Massage.

Eine Verbindung mechanischer mit medikamentöser Behandlung ist die Abreibung der Bindehaut bei Trachom nach Keinig. Ein Wattebausch wird mit einer 2%igen Sublimatlösung getränkt und leicht ausgedrückt. Die umgestülpten Lider werden mäßig kräftig damit abgerieben; die Abreibung wird eventuell wiederholt nach Abstoßung der Ätzschärfe.

Man soll bei allen Arten der Massage stets das nicht behandelte Auge offen halten lassen, um eine Kontrolle über das behandelte zu haben.

Von Nebenteilen des Auges findet die Massage Anwendung bei eitriger Entzündung des Tränensackes, besonders bei gleichzeitiger Ektasie desselben. Man streicht täglich mehrmals den Sack in der Richtung von oben nach unten; man kann die Behandlung hierbei gern dem Kranken überlassen.

Besonders wertvolle Dienste kann die Massage leisten bei Neuralgien im Gebiet des Supra- und Infraorbitalis. Sie muß allerdings, wie H. Pagenstecher mit Recht hervorhebt, in diesen Fällen sehr kräftig ausgeführt werden. Man setzt den Daumen an der Incisura supra- oder infraorbit. auf und führt von dort dem Verlaufe des Nerven entsprechende Streichbewegungen unter kräftigem Druck aus. Die Schmerzhaftigkeit ist die ersten Male recht erheblich, läßt aber bald nach. Die Behandlung muß täglich 3—5 Minuten ausgeführt werden.

Bei der Druckmassage nach Domec und Darier legt der hinter dem sitzenden Kranken stehende Arzt die Handfläche an die Schläfe des Kranken und übt mittels des Daumens eine Kompression des Auges durch Druck auf die Hornhaut mehr oder weniger schnell in der Richtung von vorn nach hinten aus, in der Minute bis zu 100 ,,Pressionen". Diese Massage wirkt vorübergehend auch druckherabsetzend und ist daher von Pagenstecher zur Herabsetzung der Spannung bei Glaukom, besonders im Anschluß an die Operation, zur Nachbehandlung empfohlen worden. Domec will sogar Zurückgehen hochgradiger Kurzsichtigkeit danach gesehen haben.

Für die Vibrationsmassage hat Piesberger einen besonderen kleinen Apparat angegeben, der elektrisch betrieben wird, mit dem man bis zu 2000 Stöße gegen die Hornhaut wirken lassen kann. Piesberger empfiehlt dessen Anwendung zur schnelleren Aufsaugung von Linsenmassen nach der Diszission, zur Aufhellung von Hornhautflecken sowie zur Behandlung der Embolie der Arter. centr. retin. Die Dauer soll 3—5 Minuten nicht überschreiten.

Eine ,,pneumatische" Massage mit Saugglocken stammt gleichfalls von Domec. Die Ränder der Saugglocke legen sich dem von den Lidern bedeckten Augapfel genau an. Durch die Saugungen läßt sich der Augapfel in die Saugglocke hineinziehen. Man soll diese Art Saugung schonend und vorsichtig ausüben, bei der Inspiration ansaugen, während bei der Exspiration der Kolben der Luftpumpe vorgeschoben wird. Man soll so 20—50 ,,Traktionen" vornehmen, durch die eine rasche Beseitigung bei schmerzhaften Erkrankungen erreicht werden soll.

## Mechanische Behandlung.

Zu den mechanischen Methoden der Behandlung gehören weiterhin die Abschabung der Hornhaut und Bindehaut. Für letztere hat Peters ein lanzenähnliches Instrument mit stumpfen Kanten angegeben, mit dem man die Schleimhautfläche des umgestülpten Unter- und Oberlides bei chronischem Bindehautkatarrh abschabt. Peters hält die Entfernung der Becherzellen und des alten Epithels für das wirksame Moment. Tertsch entfernt bei Trachom alles papilläre und sulzige Gewebe in schabender oder schneidender Weise in mehreren Sitzungen in Zwischenräumen von 1—3 Wochen, pinselt allerdings außerdem mit Höllensteinlösung und streicht 1%ige Jodoformsalbe ein. Das Peterssche Instrument verwendet man auch mit Vorteil zu der Abschabung des Hornhautepithels bei der rezidivierenden Hornhauterosion sowie bei anderen Hornhauterkrankungen, wie der dendritischen, herpetischen und Rosaceakeratitis, bei welchen letztern auch der scharfe Löffel gebraucht werden kann. Man verbindet auch den Eingriff mit der gleichzeitigen oder nachfolgenden Ätzung mit Aq. chlori oder Jodtinktur. Auch für manche Fälle von Ulcus serpens leistet dieses Vorgehen gute Dienste. Mit dem scharfen Löffel trägt Bernheimer bei Gonoblennorrhöe der Erwachsenen nach vorherigem Unterspritzen einer Novocain-Suprareninlösung in den oberen und unteren Fornix das Epithel ab und pinselt die Wundflächen mit Jodtinktur. Der Überschuß wird abgespült. Danach soll man mit einer Binde befestigte Bleiwasserumschläge machen. Nachbehandlung fleißiges Spülen mit 0,6%iger Kochsalzlösung, häufiges Abziehen der Lider, Einstäuben von Airolpulver.

In das Gebiet der mechanischen Therapie gehören auch die Methoden der Ausrollung des Trachoms mit der Knappschen Rollzange oder dem Kuhntschen Expressor, sowie die Ausschneidung der Übergangsfalte mit oder ohne Knorpelausschälung bei derselben Krankheit, auch die Ausschneidung eines Stückes der Sehnenscheide bei der Stauungspapille. Über die Ausführung dieser Eingriffe muß auf die Handbücher der Augenoperationslehre verwiesen werden.

Auch die örtlichen Blutentziehungen dürfen wir wohl zu den mechanischen Maßnahmen rechnen. Sehr geeignet dazu ist der v. Graefesche Scarificateur oder ein starkbauchiges Messer, mit dem man auf der ectropionierten Bindehaut zum Lidrand senkrechte Einschnitte macht. Besonders bei akuten Bindehautentzündungen mit starker Wulstung und Schwellung der Schleimhaut (Trachom, Blennorrhöe) sind diese Scarificationen gelegentlich von Nutzen, ebenso bei gewissen Formen von Episkleritis.

Neben den örtlichen Blutentziehungen haben früher auch die **Blutentziehungen an der Schläfe**, entweder mit Blutegeln oder dem Heurteloup, eine gewisse Rolle gespielt. Sie werden jetzt wohl nur noch selten angewendet, leisten indessen gelegentlich bei starker Entzündung der Regenbogenhaut und des vorderen Augapfels gute Dienste auch gegen die Schmerzen. Kleine Aderlässe sind bei Glaukom, arteriosklerotischen Netzhautblutungen, Iridocyclitis, Glaskörpertrübungen und Aderhautentzündung bei Myopie angewendet worden. Retinitis albuminur. und diabet., tabische Atrophie sowie Schwächezustände bilden eine Gegenanzeige.

Statt direkter Blutentziehungen hat man in den letzten Jahren die **Bierschen Saugapparate** verwendet, um das gleiche zu erreichen. Nach Peters ist nicht der Verlust des Blutes der wichtige Faktor, sondern die Ableitung nach einer anderen Stelle, die den Anstoß zum Ausgleich intraokulärer Störungen gibt. Die Biersche Saugglocke besitzt eine stärkere Saugkraft als die sogenannten trockenen Schröpfköpfe. Sie wird 8—10 Minuten lang alle 2—3 Tage 3 Wochen hindurch an die Schläfe angesetzt. Die Anwendung kann dem Kranken überlassen werden. Besonders empfohlen ist das Verfahren bei Glaskörpertrübungen bei hochgradiger Kurzsichtigkeit. Kleine Saugglocken sind zur Stauung bei beginnenden Gerstenkörnern konstruiert, große ovale Formen, die Lider und Auge zugleich bedecken, zur Behandlung von Lidabscessen. Auf dem Prinzip der Bierschen Stauung beruht auch eine Art der Trachombehandlung, bei der man eine umgekehrte Tropfpipette, Gummirohr auf der Spitze, nach Anästhesierung auf die Körner aufsetzt und saugt, bis Blutungen der oberflächlichen Partien eintreten, die Körner platzen und ihren Inhalt entleeren. Man kann diese Spielerei wohl entbehren und statt ihrer einfachere und wirksamere Methoden anwenden, Knappsche Rollzange, Kuhntscher Expressor.

Auch die Kopfstauung nach Bier ist bei Lid- und Tränensackerkrankungen versucht. Man legt eine 3 cm breite Gummibinde um den Hals, die man 18—22 Stunden liegen läßt und lockert, wenn die Schmerzen oder das Ödem zu stark werden. Auch diese Art der Behandlung wird man entbehren können, jedenfalls findet sie bei älteren Leuten und arteriosklerotischen Veränderungen eine entschiedene Gegenanzeige.

Zu besprechen sind in diesem Kapitel schließlich noch zwei

neuere Verfahren, deren Erfolge wohl auch, wenigstens mittelbar, auf der mechanischen Einwirkung beruhen, die Glaskörperabsaugung nach zur Nedden und die Parazentesekuren nach Grunert.

zur Nedden führt eine scharf zugespitzte Rekordkanüle, die am unteren Ende blattähnlich ist, von 0,3—0,6—0,7—0,8 mm Lumen und etwa 4 mm Schleiffläche, durch die Lederhaut in den Glaskörper ein. Man soll bestrebt sein, mit möglichst dünner Kanüle auszukommen. Man sticht unten-außen, 6—7 mm vom Limbus entfernt, in die Sklera ein und entleert zunächst nur 0,2 ccm. Die Menge der abzusaugenden Flüssigkeit richtet sich nach der Beschaffenheit des Falles und beträgt 0,2—0,7 ccm. 0,5 soll das allgemein übliche Maß sein. Meistens genügt nicht eine Absaugung, doch soll man vor 3 Wochen den Eingriff nicht wiederholen, abgesehen von infektiösen Prozessen des Glaskörpers. Hier kann man mehrere Tage hintereinander, auch täglich 2mal, die Absaugung vornehmen. Bei Aphakie stößt man die Nadel am Corneo-Skleralrand durch die Vorderkammer in den Glaskörper, muß aber beim Durchführen der Nadel darauf achten, daß nicht Kammerwasser in die Kanüle fließt.

zur Nedden empfiehlt die Absaugung bei infektiösen Prozessen des Glaskörpers, bei denen man möglichst früh damit beginnen soll, ferner bei traumatischen, auch schon jahrelang bestehenden Blutungen sowie Spontanblutungen, die auf Gefäßerkrankungen beruhen. Doch ist hier Vorsicht geboten wegen der Gefahr neuer Blutungen. Daher ist das Verfahren nur bei hochgradig sehschwachen Augen anzuwenden, bei denen sonst nichts zu hoffen ist. Ferner findet es Anwendung bei Trübungen des Glaskörpers infolge Erkrankung der Uvea, aber nur bei entzündungsfreiem Auge, bei Choreoiditis dissemin. mit hochgradigen Sehstörungen, wenn alle anderen Maßnahmen erschöpft sind, und einigen Formen von traumatischem und hämorrhagischem Glaukom. Eine Gegenanzeige sind entzündliche Reizzustände und Fälle, die mit hochgradiger Myopie kompliziert sind. Man hat recht gute Erfolge von dem Verfahren gesehen.

Die Parazentesekuren Grunerts bestehen in der Eröffnung der Vorderkammer, die jeden 2. Tag vorgenommen und 8—10mal ausgeführt wird, hinterher wird eine 3%ige Dioninlösung eingeträufelt. Die Anzeigen des Eingriffs sind Iris- und Aderhauterkrankungen, Glaskörpertrübungen und Blutungen, Verschluß der Arter. oder Vena centr. retin., Blutungen der Netzhaut, Erkrankungen derselben sowie die senile Degeneration der Mac. lut. Anderweitige Erfahrungen über die Erfolge des kleinen Eingriffs liegen nicht vor.

Bei Lähmung der Augenmuskel hat v. Michel eine mechanische Dehnung des gelähmten Muskels versucht. Er faßt die Sehne desselben mit einer starken Pinzette an ihrer Insertion und dreht das Auge dann in der Richtung der Wirkung des gelähmten Muskels. Es soll danach eine Besserung der Beweglichkeit eintreten.

Zur Vorbeugung und Verhütung des Schielens sowie überhaupt zur Stärkung der Augenmuskel, besonders bei muskulärer Asthenopie, empfehlen v. Pflugk und Lucanus mechanische Übungen. Ersterer hat dafür eigene Apparate angegeben, letzterer läßt den vorgehaltenen Finger fixieren und dann radartig vor dem Auge vorbeiführen, um die Beweglichkeit aller Muskel zu stärken. Wieweit diese Übungen bei beginnendem Schielen wirksam sind, darüber liegen genauere Erfahrungen meines Wissens bisher nicht vor. Stereoskopische Übungen sollen gleichfalls zur Stärkung der Muskel sowie vor und nach Schieloperationen zur Erreichung binokularen Sehens herangezogen werden (Proben von Krull-Perlia, v. Pflugk, Hegg, Dahlfeld, Haussmann, Amblyoskop von Krusius).

Schließlich gehört zu den mechanischen Mitteln wohl auch noch der Verband. Wir unterscheiden einen Schutz- und einen Druckverband. Der letztere kommt nur selten zur Anwendung, so bei der Netzhautablösung, bei der nach der Punktion der Sklera etwa 8 Tage lang fest angelegt werden soll. Auch zur Verhütung von Nachblutungen bei der Enukleation oder der Exenteration verwenden wir ihn.

Der Schutzverband hat seinen Platz in allen den Fällen, in denen wir das Auge gegen Berührung und Infektionsmöglichkeiten von außen, bei ulcerösen Hornhautleiden, bei Verletzungen oder nach Operationen schützen wollen. Nebenbei erfüllt er noch innerhalb gewisser Grenzen den Zweck, das Auge möglichst ruhig zu stellen, sowie durch Erwärmung desselben, welche auf die Resorption und die Epithelbildung beschleunigend wirkt, wirksam zu sein. Man wendet ihn daher bei verschiedenen, besonders septischen, Erkrankungen der Hornhaut, Wundinfektionen, zur Resorption von Blutungen an. Statt des Verbandes kann man auch Celluloid- oder feste Stoffschalen, entsprechend gestrickte Klappen verwenden. Neuerdings sind auch Kontaktschalen statt des Verbandes bei Hornhauterkrankungen empfohlen. Man kann den Verband mit einem hydropathischen Umschlag verbinden (s. Abschnitt 2).

Eine Gegenanzeige für jeden Verband sind eitrige Bindehauterkrankungen.

Einen Schutzverband legen wir dagegen bei schweren akuten Bindehautentzündungen (Gono-Blennorrhöe) vor dem gesunden Auge an, um es vor der Ansteckung zu schützen, am besten mit einer Uhrschale, die mit Heftpflaster und Kollodium befestigt wird.

## 2. Wärme und Kälte.

Wärme und Kälte sind bei richtiger Anwendung wichtige Heilmittel.

Die Temperatur des Bindehautsackes wird durch warme oder kalte Umschläge schon nach wenigen Sekunden im Sinne der angewendeten Temperatur verändert und kehrt nach Entfernung der Umschläge schnell wieder zur Norm zurück Auch die Temperatur hinter dem Auge kann durch Umschläge im Sinne derselben geändert werden.

Die Wärme bewirkt stärkere Füllung der Gefäße, stärkere Rötung des Augapfels, die Kälte Verengerung der Gefäße, Verlangsamung des Blutstromes, Abblassen des Auges.

Zu lange und zu starke Anwendung der Wärme kann Schädigungen des Hornhautepithels hervorrufen, umschriebenes Einwirken auf die Lederhaut Netzhautabhebung (Wessely). Wärme bewirkt weiterhin einen stärkeren Gehalt an Eiweiß des Vorderkammerwassers und der Antikörper desselben, beschleunigt auch die Diffusion ins Innere des Auges bei Anwendung warmer Tropfen. (Thermophor, Axenfeld.)

Man läßt die Umschläge in der Art machen, daß eine 5-10fache Lage Verbandsstoff oder weißes Leinenzeug, groß genug um Lider und Auge und Nachbarschaft zu bedecken, oder auch entsprechend starke Wattepolster geformt werden, etwa 7—8 qcm für Erwachsene, 6 qcm für Kinder groß. Die Kompressen werden in die Lösungen eingetaucht und leicht ausgedrückt auf die geschlossenen Lider gelegt. Da sie schnell ihre Temperatur verlieren, müssen sie häufig gewechselt werden, man hat also am besten immer zwei Kompressen in Bereitschaft. Die Temperatur der warmen Umschläge, bei lauen 20—35° C, bei heißen 35—50° C, wird am besten in Behältern mit warmem Wasser mit bestimmter Temperatur erhalten, wofür es eigene Apparate gibt.

Man macht die Umschläge etwa 30 Minuten lang, empfindliche Haut wird vorher eingefettet, besonders bei Neigung zu Ekzemen. Nach Beendigung der Umschläge bleibt der Kranke noch 20 bis 30 Minuten im Zimmer. Man kann die Umschläge einfach mit abgekochtem Wasser machen lassen oder auch mit einem dünnen Aufguß von Kamillentee. Will man eine Nebenwirkung erzielen, benutzt man Lösungen von Borsäure (3%), Sublimat 1 : 5000 oder Sublamin 1 : 3000, Hg Oxycyanür 1 : 5000, Kali hypermangan. 1 : 2—3000, Argent. nitric. 1 : 3000, essigsaure Tonerde $1/4\%$, Alsol, 10 Tropfen auf ein Glas Wasser, Aqua chlori, einen Eßlöffel auf 100—200 g Wasser oder auch unverdünnt, Zink, 3 pro mille, bei Diplobacillenerkrankung. Statt der feuchtwarmen Umschläge hat man auch das Auge mit einer feuchten Kompresse bedeckt, darüber Guttaperchapapier oder Billrothbatist gelegt, der die Kompresse überall um 1 cm überragt. Darauf kommt dann Watte, die mit einer Binde befestigt wird. Man braucht dann nur alle 3—4 Stunden zu wechseln. Bei empfindlicher Haut tritt allerdings hierbei leicht Maceration ein, so daß man den feuchten Verband, ebenso wie bei stärkerer Absonderung, besser vermeidet.

Statt des Wassers hat man sich auch Kataplasmen aus Brei mit Leinsamen oder Hafer- oder Kartoffelmehl bedient, die die Wärme besser halten, allerdings infolge ihres stärkeren Druckes oft nicht vertragen werden. Auch trockene, warme Kräuterkissen hat man aufgelegt.

Besser als die leicht kalt werdenden Umschläge erhalten die Thermophore eine gleichbleibende Wärme. Diese sind Gummisäckchen mit essigsaurem Natron gefüllt, das sich im warmen Wasser löst und beim Wiederauskristallisieren Wärme abgibt. Man kann die Thermophore trocken oder auch über einem feuchten Umschlag auflegen. Vielen Kranken sind sie gleichfalls störend durch den Druck, ebenso die japanischen Glühkästchen und die Wärmedosen mit Methylalkohol. Noch besser halten die elektrischen Thermophore, deren es verschiedene Typen gibt (Reiniger, Gebbert und Schall) die Wärme.

Auch mit Dampfduschen kann man starke Wärmewirkungen am Auge erzielen. Man benutzt dazu einen Inhalierapparat und läßt den heißen Dampf gegen das offen gehaltene Auge strömen. Indessen soll man vorsichtig beim Gebrauch des Apparates sein und nicht über Temperaturen von 45° hinausgehen, damit keine Verbrühung des Hornhautepithels stattfindet. Wessely hat für

Wärme und Kälte. 75

die Behandlung des Ulcus serpens einen Dampfkauter herstellen lassen, dessen Erfolge sehr gerühmt werden. Statt der Dampfdusche hat man auch die Heißluftdusche empfohlen, speziell zur Behandlung des Keratoconus, sowie bei ekzematösen Entzündungen der Lider, bei denen man sie bis zur Eintrocknung in einer Entfernung von 10—15 cm wirken läßt. Gegen alle Erkrankungen des vorderen Augapfels soll diese sogenannte „Atmotherapie" wirksam sein.

Das wirksamste Mittel zur Erzeugung hoher Temperaturen besitzen wir in der Diathermie. Die Diathermiebehandlung hat bisher noch wenig Eingang gefunden, wohl im wesentlichen deshalb, weil sie eines besonders konstruierten und kostspieligen Apparates bedarf. Ihr Vorzug beruht darin, daß mit ihr nicht bloß den äußeren Teilen des Auges, sondern auch den tieferen Wärme zugeführt werden kann. Auf die verschiedenen Apparate kann hier nicht eingegangen werden. Der elektrische Strom wird von den Augen nach dem Nacken hingeleitet. Die differente oder Augenelektrode soll nach Qurin und Zahn auf die geschlossenen Lider gelegt werden, während die indifferente Elektrode am Nacken aufgesetzt wird. Zur Wirkung der Ströme ist es indessen nach Koeppe prinzipiell wichtig, daß die Lider nicht geschlossen, sondern offen gehalten werden. Dazu muß eine mit leitender Flüssigkeit gefüllte Glaskammer auf das geöffnete Auge gesetzt werden, und müssen besondere Augenelektroden verwendet werden. Bei der Verwendung der Qurinschen Elektrode wird unter die Nackenelektrode ein $1/2$ cm dickes, mit Gaze überzogenes Wattekissen geschoben, auf die Augen ein fein poröser, mit Gaze überzogener Schwamm gelegt, beide durchtränkt mit lauwarmer, ziemlich konzentrierter Kochsalzlösung. Vorher muß in den Bindehautsack ein Conjunctivalthermometer eingeführt werden, dessen Steigrohr an einer Klammer befestigt wird, welche sich an dem vorderen, die Augenelektrode tragenden, Stirnbügel befindet. Die Nackenelektrode ist gleichfalls durch einen Bügel gehalten. Für die Diathermie bei geöffnetem Auge hat Bucky eine eigene Elektrode angegeben mit einem hohlen Glaskörper, der mit Salzlösung gefüllt wird. Statt der indifferenten Nackenelektrode nach Qurin sind, um das Einschieben der feuchten Zwischenlage zu vermeiden, Elektroden aus dünner Bleifolie, dünnem Stanniol oder vernickeltem Messingblech angegeben, die direkt auf die Haut gesetzt werden können, wodurch eine bessere Wirkung des Stromes erreicht werden soll.

Bei der Diathermie des Auges dürfen die Ströme nicht 400 Milliampere überschreiten. Gegenanzeigen sind alle Erkrankungen, welche Neigung zu Blutung besitzen, wie Hämophilie, chronische Nephritis, Arteriosklerose, Phthise mit Kavernen. Auch soll man während der Menses oder Gravidität bei Frauen nicht die Diathermiebehandlung anwenden, ebenso versichtig sein bei Erkrankungen der Schilddrüse und dem Vorhandensein von Eiterungen.

Will man nur auf die äußere Haut der Lider wirken, so sind die Qurinschen Elektroden vorzuziehen. Man geht innerhalb der 1. Minute auf 0,2—0,3 Ampere, steigert nach 2 Minuten langsam auf 0,4 Amp. und nach weiteren 2 Minuten um 0,1 Amp. bis Wärmegefühl eintritt. Die Dauer der Sitzung beträgt nach Eintreten des Wärmegefühls 10—15 Minuten. Die Kissen sind wiederholt anzufeuchten.

Hauptindikation sind die verschiedenen Arten von Trigeminusneuralgien, auch Herpes zoster, vielleicht Tic douloureux im Trigeminusgebiet. Über den Nutzen bei Erkrankungen der Lider liegen genügende Erfahrungen nicht vor, dagegen sollen sich besonders Lupus und Hautkarzinome der Augenumgebung, zu deren Behandlung eigene Instrumente nötig sind, dazu eignen.

Die Diathermie des Bindehautsackes bei gichtischen und rheumatischen Formen der Bindehautentzündung, auch bei bakteriellen, besonders gonorrhoischen Formen, ist versucht worden, ebenso beim Frühjahrskatarrh, Trachom und Episkleritis.

Vorher ist zu prüfen, ob nicht in der Umgebung des Auges Anästhesie für Wärme besteht, so daß der Kranke nicht angeben kann, wann Hitzegefühl auftritt und der Strom zu unterbrechen ist. Für Diathermie der Bindehaut genügen 200 bis 300 Milliamp. zuerst 3—5 Minuten, später etwas länger.

Bei der Verwendung der Diathermie für die vorderen Abschnitte des Auges ist, wie oben erwähnt, wohl hauptsächlich die Vermehrung des Eiweißgehaltes und des Antikörpergehaltes des Kammerwassers wichtig. Längere Diathermie mit schwächeren Strömen bewirkte relativ stärkere Eiweißvermehrung. Über 45° soll man die Bindehauttemperatur nicht steigen lassen, da bei höheren Temperaturen Cornealtrübungen und Chemose eintreten kann.

Von Hornhauterkrankungen sind Erfolge bei parenchymatöser Entzündung sowie bei Skleritis, besonders gichtischer und rheumatischer Natur, älteren Vorderkammerblutungen und entzündlichen Vorderkammerveränderungen, ferner bei gichtischer, rheumatischer und gonorrhoischer Iritis und Iridocyclitis

Wärme und Kälte. 77

mitgeteilt. Keine Anwendung bei septischen, infektiösen Prozessen und Hypopyon! Auch für Zerstörung von Tumoren am Limbus hat man Diathermie versucht.

Die Wirkung bei Erkrankungen des hinteren Bulbusabschnittes ist auch mehrfach versucht. Hier kommen frische und ältere Trübungen sowie ältere, besonders Kontusions-, Blutungen in Betracht. Zur Verwendung kommen Ströme von 2—3 Milliamp. bis zu 5 Minuten Dauer. Gegenanzeige sind frische Glaskörperblutungen infolge von Periphlebitis retinae.

Nach Best soll man bei tabischer Opticusatrophie und Neuritis retrobulb. einen Versuch mit der Diathermiebehandlung machen. Da die Diathermie eine Steigerung des intraokularen Druckes herbeiführt, bilden Glaukom und glaukomverdächtige Erkrankungen eine Gegenanzeige, wie weiterhin auch alle septischen Erkrankungen der Orbita, Hornhaut, Regenbogenhaut sowie Basedow und Sensibilitätsstörungen an Lidern und Hornhaut.

Ebenso wie warme, läßt man kalte Umschläge mit fleißigem Wechseln der Kompressen machen und kann auch hier zu dem Wasser medikamentöse Zusätze hinzufügen. Statt der Kompressen verwendet man auch kleine Eisbeutel aus Gummi, welche die Kälte besser halten und besser wirken lassen. Sie sind mit einer Schnur versehen zur Befestigung an der Bettstelle, um den Druck auf das Auge zu vermeiden. Will man die Kältewirkung verringern, so legt man ein Tuch zwischen Haut und Eisbeutel, auch gibt es Eisbeutel mit zwei Kammern, in deren unterer das Wasser, das gleichmäßig dem Auge aufliegt, in deren oberer sich das Eis befindet. Kompliziertere Apparate, wie z. B. die Leiterschen Röhren, lassen sich in der Praxis wohl entbehren.

Für manche Beschwerden der Kranken leisten die kalten Augenduschen gute Dienste. Die Duschen sind kleine Irrigatoren mit einem Gummischlauch, der als Ansatz eine kleine Brause trägt. Man läßt in einem Abstand von 30—50 cm den Strahl auf die geschlossenen Lider wirken, indem man ihn in Form einer liegenden 8 über dieselben hinführt.

Über Augenbäder wolle man das Nähere in dem Abschnitt über örtliche medikamentöse Behandlung nachsehen.

Eine besondere Erwähnung bedarf die Kälteanwendung durch Kohlensäureschnee. Man läßt aus der mit Kohlensäure gefüllten Bombe das Gas in einen Beutel strömen und formt aus der sich bildenden weißen Schneemasse in einem Holzzylinder ein Stäbchen, mit dem die betreffende Stelle einige Sekunden betupft wird. Das Verfahren muß unter Umständen mehrmals wiederholt werden. Es bildet sich ein kleiner Schorf, der nach einigen Tagen abgestoßen ist. Es leistet bei kleinen Teleangiektasien und kleinen Angiomen treffliche Dienste.

Die Anzeigen für die Anwendung der Wärme sind schon oben zum Teil bei der Diathermie besprochen. Neben Erkrankungen der Lider (Gerstenkörnern, Furunkeln, Abscessen) sind sie bei der diphtherischen und croupösen Bindehautentzündung gebräuchlich, auch für die blennorrhoische von mancher Seite empfohlen. In weitestem Maße finden sie Verwendung bei allen Erkrankungen der Hornhaut, Regenbogenhaut, des Corp. ciliare sowie bei septisch-infektiösen Leiden des vorderen Ausgapfels. Sie wirken hierbei nicht nur resorptionsbefördernd, sondern auch schmerzstillend. Die Anzeigen bei Erkrankungen des hinteren Augapfels sind bei der Diathermie erwähnt.

Kalte Umschläge finden ihre Anzeige bei akuten Entzündungen der Bindehaut, auch bei chronischen Katarrhen, Conjunctivitis sicca, Follikularkatarrh, akutem Trachom. Hornhautkomplikationen sind keine Gegenanzeige, lassen aber einen nicht so ausgiebigen Gebrauch wünschenswert erscheinen.

## 3. Licht- und Strahlenbehandlung.

Wie bei der Allgemeinbehandlung, so kommen auch bei der örtlichen Lichtbehandlung neben der Sonne die Strahlen künstlicher Lichtquellen in Betracht.

Seidel bestrahlt mit direktem Sonnenlicht, das durch ein Loch von 2 mm Durchmesser in einem Kartenblatt von 10 zu 12 cm fällt. Er lenkt die Strahlen isoliert auf den Krankheitsherd und vermeidet so Blendung und Gefährdung der Netzhaut. Bei tuberkulöser Iritis und Episkleritis hat er das Verfahren mit Erfolg angewendet. Ebenso hat Schanz direktes Sonnenlicht bei größeren Iristuberkeln versucht, indem er mit einer dunkelblauen Uviollinse das Sonnenlicht auf die erkrankte Stelle konzentriert, wobei er allerdings den scharfen Brennpunkt der benutzten Linse vermeidet, weil sich die Wärmewirkung dabei unangenehm geltend machen kann. Er nimmt daher eine Stelle in der Nähe des Brennpunktes und verlangt mit Recht, daß der Arzt derartige Bestrahlungen stets selbst vornimmt.

Schanz läßt bei schwerer tuberkulöser Augenentzündung eine Muschelbrille aus demselben Glase tragen und rät, sich die Sonne

Licht- und Strahlenbehandlung. 79

durch diese Gläser in das Auge scheinen zu lassen, ohne direkt in dieselbe zu sehen.

Auch bei Trachom ist die direkte Bestrahlung jeder krankhaften Stelle durch Sonnenlicht mit einer Linse von 10—12 dptr. angewendet.

Durch Wetter und Jahreszeit sind natürlich dieser Behandlung enge Grenzen gezogen und das hat dazu geführt, statt der natürlichen Lichtquellen die künstlichen zur Behandlung heranzuziehen.

Wie schon im allgemeinen Teile erwähnt, hat Finsen zuerst zu der örtlichen Bestrahlung von der Kohlenbogenlampe Gebrauch gemacht wegen ihres besonders starken Gehaltes an ultravioletten Strahlen. Auch Schanz tritt für die gefilterten Strahlen dieses Lichtes ein und schaltet die schädigenden Strahlen diesseits 300 $\mu\mu$ durch ein 5 mm dickes Uviolglas aus. Finsen und nach ihm Lundsgard haben von dem Finsenlicht sehr gute Erfolge bei der Behandlung des Lupus sowie der Tuberkulose der Bindehaut gesehen, Schanz ebensolche bei tuberkulösen Iritiden und skrofulösen Augenleiden. Durch Einträufeln einer Fluorescinlösung wird das Auge hierbei sensibilisiert, die Haut durch vorherige Pinselung mit einer 0,1—1,0%igen Eosin- oder Erythrosinlösung. Bei eitrigen Hornhautinfiltraten und infizierten Hornhautwunden dient Optochin als Sensibilisator.

Koeppe empfiehlt zur Lichtbehandlung den Lichtkegel der Nernstspaltlampe, indessen sind nach Schanz der weißglühende Nernstkörper wie auch die Quarzlampe (s. u.) dem Kohlenbogenlicht unterlegen, während nach Koeppe wiederum die stärkste und schnellste Wirkung durch die letztere erzielt werden soll.

Neben diesen Quellen kommt noch die Hg-Uviollampe und einige andere Lichtquellen in Betracht.

Bei der Anwendung des Lichtes muß die Gefahr der Blendung, der zu sehr gesteigerten Wärmekonzentration sowie des das Auge schädigenden Teils der ultravioletten Strahlen vermieden werden.

Gegen die Wärmestrahlen wird das Auge geschützt durch eine 3 cm dicke Schicht einer 5%igen Alaun- oder einer ebenso starken Ferrosulfat- oder Eisenchlorürlösung oder auch eine 10 bis 20%ige Cupr. sulfur.- oder acet.-Lösung, durch welche letztere auch die ultraroten, die dunkelroten und ein kleiner Teil der hellroten Strahlen gleichzeitig absorbiert werden. Am besten eignet sich nach Koeppe eine Mischung einer 10%igen Cupr. acet.-Lösung mit einer 1%igen Gentianaviolettlösung, die chemisch nahezu unveränderlich ist und nur Indigo und Violett von den leuchtenden

Strahlen durchläßt. Schanz schaltet ein Uviol- oder dunkelblaues Glas ähnlicher Wirkung ein, das indessen nach Voigt und Koeppe nicht nur geringe Mengen der roten Strahlen noch durchläßt, sondern auch ultraviolette gewebeschädigende. Um jede Spur dieser reizenden Strahlen auszuschalten, setzt Koeppe der eben angeführten Lösung noch eine 1 pro mille Äsculinlösung hinzu.

Ein noch wirksameres Filter soll aus Krystallviolett 0,2, Kupfersulfat 100 auf 300 Wasser in einer Dicke von 3 cm bestehen.

Die Wirkung des Lichtes ist nur denkbar, wenn die Strahlen von dem betroffenen Gewebe absorbiert werden, es kommt zu einer physiologischen Reizung der Zellen, die als funktionssteigernd sich geltend macht. Gleichzeitig soll auch die sauerstoffabspaltende Wirkung des kurzwelligen Lichtes in Betracht kommen (Hertel).

Der von Koeppe konstruierte Apparat dient therapeutisch nicht nur für Erkrankungen des vorderen Abschnittes der Augen, sondern auch für Erkrankungen des Augenhintergrundes, der Netz- und Aderhaut und findet seine Verwendung vorwiegend bei tuberkulösen Erkrankungen (daneben allerdings auch Tuberkulinkur) sowie auch skrofulösen Infiltraten, Wanderphlyctänen, Episkleritis tubercul., Periphlebitis retin. mit Exsudaten und Blutungen. Die Ergebnisse sollen zufriedenstellend gewesen sein.

Schanz benutzt zur Bestrahlung das Bogenlicht mit Scheinwerferstrahlen von Siemens & Halske, vor das er zur Vermeidung von Schädigungen ein dunkelblaues Uviolglas von 5 mm Dicke setzt. Er hat einen eigenen Kasten anfertigen lassen, an dem drei Kranke zu gleicher Zeit bestrahlt werden können. Die Behandlung hat sich ihm wirksam erwiesen bei allen Formen skrofulöser Entzündung sowie bei tuberkulösen Iritiden. Neuerdings hat er die Behandlung auch auf den Glaskörper und die tieferen Teile des Auges ausgedehnt. Unfiltriert verwendet er die Strahlen bei geschlossenen Augen zur Behandlung von Ekzemen der Lider und deren Umgebung.

Die Finsenlampe hat ihre Anwendung hauptsächlich bei Trachom und Lupus sowie Tuberkulose der Bindehaut gefunden. Die Bestrahlungszeit beträgt nach Grönlund 5 bis zu 40 Minuten, die höchste Zahl der Bestrahlungen war 7.

Nach der Bestrahlung tritt Hyperämie, nach etwa 24 Stunden membranöser Belag der Schleimhaut, unter Umständen auch Ödem der Lider ein. Zunächst wird man gut tun, nur 4—10 Minuten zu bestrahlen, um die Reaktion des Gewebes auf den Reiz sowie den

Erfolg festzustellen. Den gleichen Zwecken dient auch die Kromayersche Hg-Quarzlampe, bei der man den Quarzstab direkt auf die ectropionierte Bindehaut setzen kann. Für die Behandlung des Lupus soll nach Lundsgard die Finsenlampe den Vorzug verdienen, wobei Lundsgard sich eines eigenen Everter und Druckglases bedient.

Über die mit der Quarzlampe erreichten Erfolge berichten auch Chotzen und Kuznitzky. Zur feineren Dosierung und Lokalisierung besitzt die Lampe für das Auge bestimmte Quarzansätze. Auch die unter dem Namen Sollux-Ergänzungslampe von Heussner angegebene Lampe kann zu dem gleichen Zwecke hergerichtet werden.

Die an der Breslauer Klinik mit der Quarzlampe ausgebildete Technik war: Anästhesierung mit Cocain oder Holocain, Glasstab der Lampe $1/4-1$ cm Abstand vom Auge. Für die Bestrahlung der Bindehaut wird ein lidplattenähnlicher Quarzansatz mit Metallschutz auf der Bulbusseite benutzt. Die Dauer der Bestrahlung beträgt 5—20 Minuten. Hinterher ist das Auge stärker injiziert, tränt und sondert etwas stärker ab, auch leichte Chemose der Bindehaut nebst blasiger Abhebung des Hornhautepithels sind beobachtet. Die Reizung erreicht ihren Höhepunkt in 24—48 Stunden, um dann völlig zurückzugehen. Die Behandlung erwies sich als wirksam, besonders bei torpide verlaufenden Formen von Keratitis; hinterher auftretende Schmerzerscheinungen wurden durch 2%ige Cocainsalbe, feste Verbände und Pyramidon beseitigt.

Nach Passow wirkt eine Bestrahlung der Hornhaut mit der Quarzlampe in 60—80 cm Abstand vom Auge und von 5 Minuten Dauer nicht schädigend und ist praktisch wirksam. Er bestrahlt nur die erkrankte Stelle, schützt die übrigen Teile durch eine Blende. Im allgemeinen soll man mit der Entfernung vom Auge sich nach dem Reizzustand richten: bei reizlosem Auge 60—70 cm, bei geringem Reiz 60—80 cm, bei mittlerer Reizung 100 cm. Die Bestrahlung findet nach dem Zustand des Auges täglich oder jeden 2. Tag statt. Zur Vermeidung von Hautreizungen bei Fortlassen des Uviolglases soll sich Bespritzen der Haut (mit einer Blumenspritze) bewährt haben.

Birch-Hirschfeld benutzt eine Bogenlampe (Mikrobogenlampe Zeiß), vor der eine Quarzlinse von 20 Di und ein Uviolglas angebracht sind. Mit einer zweiten in der Hand gehaltenen Quarzlinse wird das Strahlenbündel auf die zu behandelnde Stelle gelenkt, z. B. auf den Geschwürsrand beim Ulcus serp. Eine Bestrahlung von 5—10 Minuten schädigt das Gewebe nicht und hat auch günstige Wirkung auf die Schmerzen. Man bestrahlt zuerst zweimal täglich je 5 Minuten, später einmal. Bewährt hat sich die Behandlung außer bei Ulcus serp. bei Keratit. superfic. nach Abrasio corn., Geschwüren im Pannus, torpiden Rand- und ekzematösen Geschwüren.

In schweren Fällen bestrahlt er nach vorheriger **Sensibilisierung** der Hornhaut mit Fluorescein 2—3 Minuten lang 1—2 mal täglich.

Erwähnt sei zum Schluß noch die Bestrahlung des Ulc. serp. mit einer 40 kerzigen **Lampe in Violettglas** in parabolischem Spiegel, 60 cm Entfernung von der Hornhaut und 25 Minuten lang, wobei der Kranke in das Licht sehen soll.

Eine **Gegenanzeige** der Lichttherapie ist die Keratitis bei Schwellungskatarrh.

Von anderweitiger monochromatischer Lichtbehandlung wäre noch kurz der **Rotlichtbehandlung** zu gedenken, die als antagonistisches Mittel gegen die Schädigungen der Haut durch reizende Ultraviolettstrahlen und durch Quarzlicht empfohlen ist, weiterhin auch bei Erysipel, Entzündungen der Haut nach Sonnenbrand, gegen Pigmentanomalien, akute nässende und trockene Ekzeme der Haut.

Eine örtliche „**negative Lichttherapie**" (Hertel) wenden wir bei allen Fällen stärkerer Entzündung der Augen mit Lichtscheu und bei den Blendungserscheinungen bei unreifer Katarakt, Aderhaut- und Netzhautentzündungen an. Ebenso verordnen wir bei stärkerer Blendung durch Sonne oder Schneeflächen Schutzgläser, und zwar **graue, Euphos- oder Hallauergläser**. Man richtet sich in der Auswahl der Durchlässigkeit gegen Licht außer nach dem Leiden auch nach der subjektiven Empfindlichkeit, wählt dunklere z. B. für Hochgebirgstouren, Ballonfahrten, ganz dunkle gegen Schädigungen durch elektrisches Bogenlicht (elektrisches Schweißen). Man kann bei Refraktionsanomalien unter Umständen das benutzte Brillenglas an das Schutzglas anschleifen lassen. Die gewöhnlich benutzten Muschelgläser haben allerdings den, für gewöhnlich nicht besonders störenden, Nachteil, daß sie nicht in allen Teilen eine gleich starke Färbung haben. Durch die Zeißschen **Umbralgläser**, die in allen Teilen gleichmäßig gefärbt sind und die ein Lichtabsorptionsvermögen von 25, 50, 65 und 80% besitzen, ist diesem Übelstand abgeholfen.

Man soll im übrigen nicht durch zu langes Tragen solcher

Licht- und Strahlenbehandlung. 83

Gläser sowie durch zu dunkle Nummern die Augen womöglich noch lichtempfindlicher machen.

Blaue Brillen, die den chemisch wirksamen Teil der leuchtenden Strahlen hindurchlassen, werden im allgemeinen nicht mehr verordnet, abgesehen von besonderen Fällen (s. o. Schanz).

Neben der Behandlung mit Bogenlampe und Quarzlicht sind auch Röntgen- und Radiumstrahlen zur örtlichen Behandlung einer Reihe von Augenleiden herangezogen worden. Hinsichtlich der Technik und der Vorsichtsmaßregeln sei auf die Bemerkungen im allgemeinen Teile hingewiesen. Trotz aller noch bestehenden Schwierigkeiten hinsichtlich der exakten Dosierung, der Entfernung vom Auge, der Zeit der Bestrahlung und der Wahl der Strahlenhärte darf man wohl als feststehend betrachten, daß bei völliger Beherrschung der Technik, wie sie ja freilich nur in den Röntgeninstituten der Universitäten und großer Krankenhäuser möglich ist, Schädigungen des Auges, insbesondere der Netzhaut nicht eintreten, abgesehen vielleicht von nach Jahren sich entwickelnder Katarakt. Kümmell sah allerdings Herabsetzung der Hornhautempfindlichkeit mit Lockerung des Epithels, Schädigungen, die ohne Nachteile heilten.

Zum Schutz der Augen haben sich mit Glycerin gefüllte Hohlprothesen sowie die von Stargardt angegebenen, von der Firma Müller-Wiesbaden angefertigten, Bleiglasprothesen bewährt, welche nach Anfeuchtung mit physiologischer Kochsalzlösung in das cocainisierte Auge eingelegt werden. Man muß stets mehrere verschieden große zur Hand haben. Der Schutz der Lider und Wimpern kann durch eine Wismutpaste erfolgen, der der weiteren Umgebung durch Bleiplatten.

Leider lassen die Angaben bei sehr vielen der behandelten Fälle über die gebrauchte Röhre, die verwendeten Strahlen sowie die Zwischenräume zwischen den einzelnen Bestrahlungen genauere Mitteilungen vermissen. Hier ist noch viel zu tun, um über das zur Zeit noch vielfach bestehende Tasten in der Strahlentherapie hinwegzukommen. Jedenfalls soll man nach jeder Bestrahlung mehrere Wochen warten, um die Reaktion des Auges und die Wirkung der Strahlen auf den vorhandenen Prozeß zu beobachten. Wir haben durchschnittlich nicht vor 6 Wochen der ersten Bestrahlung eine zweite folgen lassen. Benutzt wurde bei uns die Lilienfeldröhre und Aluminiumfilter von 3 mm Dicke.

Was die Anzeigen im einzelnen anlangt, so ist die Bestrahlung primärer Hautkrebse der Lider, wenn diese nicht zu ausgedehnt sind, jedenfalls die Methode der Wahl. Auch bei ausgedehnten Carcinomen soll man einen Versuch mit ihnen zu machen nicht unterlassen, ehe man zur Operation schreitet. Hat die Geschwulst auch die Bindehaut befallen, soll man auch diese mit bestrahlen. Man ectropioniert dazu die Lider, die durch Heftpflaster in ihrer Lage erhalten werden, das Auge selbst wird durch eine Prothese, wie eben erwähnt, geschützt, die Lider und Wimpern mit der Wismutpaste. Natürlich darf man, wenn man mit der Röntgenbehandlung nicht weiter kommt, nicht den für eine Operation noch günstigen Termin verpassen. Auch der Lupus der Lider, Ekzeme und ulceröse Lidrandentzündungen, sowie multiple rezidivierende Gerstenkörner lassen sich durch eine geringe Dosis weicher Strahlen günstig beeinflussen.

Bei Naevis, Warzen, Lymphomen der Lider und Bindehaut, Angiomen sowie Keloiden der Lider kommt gleichfalls in erster Linie die Bestrahlung, erst in zweiter die Operation in Betracht. Gerühmt wird von manchen Seiten auch die gute Wirkung der Strahlen bei Trigeminusneuralgie.

Die Tränendrüse hat man bei Tränen mit Erfolg bestrahlt ($1/_2$ H.E.D. bei 25—30 cm Fokusdistanz, 3 mm Aluminiumfilter, Schutz des Auges durch Prothese). Meist soll eine Sitzung genügen.

Beim Lupus der Conjunctiva ist die Finsenbehandlung vielleicht weniger gefährlich, aber mühsamer und längere Zeit beanspruchend. Ziemlich zahlreich sind die Erfahrungen beim Trachom, wo man bald eine Abflachung der Granulationen und Abnahme der Schleimhautinfiltration sowie Aufhellung des Pannus sieht. Man hat von außen durch die Lider sowie die ectropionierten Lider bestrahlt, wobei der Bulbus durch Prothesen geschützt werden kann, man hat aber auch gerade bei Pannus den Bulbus mitbestrahlt. Um die Übergangsfalten gut zu treffen, ist die doppelte Ectropionierung nötig (harte Strahlen, 3 mm Aluminiumfilter, Pausen von 4 Wochen).

Gute Erfolge hat man auch beim Frühlingskatarrh mit der gleichen Behandlung erreicht, ebenso bei der Tuberkulose der Bindehaut ($1/_3$ H.E.D. auf den Herd).

Von Hornhauterkrankungen hat man den Herpes, parenchymatöse und skrofulöse Keratitis, rezidivierende Erosion, Dystrophia epithel. sowie alte Hornhautflecke (geringe Gesamtdosis weicher Strahlen in 4—5 Sitzungen) bestrahlt. Vor allem aber sind es die Geschwülste des Limbus corn., die melanotischen Sarkome und die Carcinome, die ein sehr dankbares

Gebiet dieser Behandlung abgeben und die man stets, ehe man sich zu einer Operation entschließt, bestrahlen, wie man auch nach einer Operation eine Nachbestrahlung nicht unterlassen soll. Von den tieferen Erkrankungen des Auges sah man bei Tuberkulose der Iris Einschmelzung der Knötchen und Heilung, ebenso bei Iriscysten — zumal nach vorheriger Spaltung derselben — Rückbildung derselben. Auch bei Glaskörpertrübungen, die sich gegen jede andere Behandlung refraktär verhalten hatten, sah ich weitgehende Besserung.

Seefelder hat bei sympathischer Entzündung durch die Bestrahlung des sympathisierenden Auges mit sehr harten Strahlen während 21 Tagen innerhalb 6 Wochen völlige Reizlosigkeit des Auges eintreten sehen, Hessberg konnte mit hohen Dosen an Glaukoma haemorrhag. erblindete Augen schmerzfreimachen, wenigstens vorübergehend, Beobachtungen, die auch von anderer Seite bestätigt sind. Auch bei intraokularen Blutungen hat er den Bulbus mit Erfolg bestrahlt.

Über die Bestrahlung der Hypophyse bei Erkrankungen des Nerv. optic. ist im allgemeinen Teile das Nähere gesagt; auch die Nachbestrahlung nach der Operation ist zu empfehlen. Bei Netzhautablösung habe ich keine Erfolge gesehen.

Besondere Beachtung verdienen die Erfahrungen, die man bisher mit der Bestrahlung der Gliome der Netzhaut gemacht hat. Hat man bisher auch eine völlige Heilung derselben mit Röntgenstrahlen nicht erreicht, so steht doch zweifellos fest, daß ein Zerfall und Verschwinden von Knoten unter der Behandlung eintreten, daß allerdings aber auch das Auftreten neuer Knoten nicht verhindert werden kann. Natürlich hat die Behandlung, wenn nur ein Auge befallen ist, nur dann ihre Berechtigung, wenn der Entfernung desselben von seiten der Angehörigen entschiedener Widerstand entgegengesetzt wird. Sind dagegen beide Augen erkrankt oder tritt nach Entfernung des einen Auges die Geschwulst auch auf dem anderen auf, so wird man zur Röntgentherapie greifen können, wenn auch wohl nur vorübergehende Besserung damit zu erreichen ist. Harte gefilterte Strahlen, große Radium- oder Mesothoriummengen (Axenfeld). Hervorgehoben mag hierbei noch werden, daß, wohl infolge der Bestrahlung, noch nach längerer Zeit Kataraktbildung auf dem bestrahlten Auge beobachtet worden ist.

Bei Melanosarkomen der Aderhaut wird von einigen über günstige Erfolge berichtet, denen ungünstige Erfahrungen von anderer

Seite gegenüberstehen, keinen Erfolg hatte die Bestrahlung metastatischer Aderhautcarcinome. Indessen soll man bei den Sarkomen, ebenso wie bei dem Gliom nach der Operation nachbestrahlen. Auch Sarkome der Lider sind bisher, im Gegensatz zu den Hautcarcinomen, ohne Erfolg behandelt. Dagegen hat man bei Sarkomen der Orbita unter Bestrahlung teils vorübergehende, teils dauernde Erfolge gesehen. Wenn hier auch die Operation wohl in erster Linie in Betracht kommt, so soll man jedenfalls dann die nachherige Bestrahlung nicht unterlassen. Inoperable Fälle wird man von vornherein bestrahlen, wonach eine Abnahme der Schmerzen einzutreten pflegt (harte Strahlen, 3 mm Aluminiumfilter, Pausen von 4—6 Wochen, Applikation von Stirn und Schläfe).

Wie schon erwähnt, decken sich die Anzeigen für Radiumstrahlen im großen ganzen mit denen der Röntgenstrahlen. Der Vorteil des Radium ist, daß es leichter an die zu behandelnden Stellen herangebracht werden kann, daher auch einfacher für die Behandlung einer Reihe von Erkrankungen der äußeren Teile des Auges ist, wie das Hautcarcinom der Lider. Auch bei Keloiden werden seine Erfolge gerühmt. Von Bindehauterkrankungen sah man Günstiges bei Trachom und beim Lupus, auch beim Frühjahrskatarrh und manchen Formen von Keratitis. Elschnig empfiehlt es speziell bei der Rosaceakeratitis, die bei 2- bis 4 maliger Anwendung bis zu 3 Minuten in kürzester Zeit zur Heilung geführt werden soll. Aber auch bei Ulcus rodens corn., Episkleritis und Uveitis tubercul. (30 Minuten, $^1/_2$ cm Entfernung) hat es sich wirksam erwiesen. Wie zur Behandlung der Lidcarcinome, hat es sich auch bei Angiomen der Lider und bei Xanthelasma bewährt. Koster empfiehlt es bei Myopia gravis und der von ihm sogenannten cyclitischen Myopie; nach einer Selbstbeobachtung von Darier soll es auch bei Augenmigräne mit Flimmerskotom helfen.

Gegen Katarakt haben es Franklin und Cordes angewendet, bei Augen mit Sehstörungen nicht unter 0,5. Die geschlossenen Lider werden mit einem Wattebausch bedeckt, 10 mg Radiumbromid 2 mal wöchentlich 4 Wochen lang, später wöchentlich eine Sitzung, noch später einigemal in monatlichen Abständen. Die Silberkapsel von 0,5 mm Wanddicke wird etwa 12 cm vom Auge befestigt. Die Haut muß gegen Sekundärstrahlen geschützt werden.

In besonderen Fällen kann man auch eine Verbindung von Röntgen- und Radiumstrahlen mit Quarzlicht, eventuell auch noch mit Unterstützung der Diathermie, versuchen.

Zusammenfassend lassen sich für die Licht- und Strahlenbehandlung etwa folgende Anzeigen aufstellen:

Kurzwelliges Licht.

Bindehaut: Tuberkulose, Trachom, trachomatöser Pannus, Conjunctivitis vernal.

Hornhaut: oberflächliche Keratitis, Herpes, Erosion, infizierte Wunden, Ulc. serp., Rand- und schwere skrofulöse Entzündungen, Tuberkulose, Keratit. parenchymat.

Iris: Tuberkulose.

Röntgen- und Radiumstrahlen.

Lider: die verschiedenen Formen der Geschwülste und Keloide.

Bindehaut: Tuberkulose, Lupus, Trachom, mit und ohne Pannus, Lymphangiome und Lymphome.

Hornhaut: oberflächliche Entzündungen, epibulbäre Geschwülste.

Iris: Tuberkulosa, Cysten.

Bulbus: Glaukoma haemorrhagic., intraokulare Blutungen, sympathische Ophthalmie.

Nachbestrahlung nach Entfernung von Geschwülsten der Orbita nach Operation, versuchsweise bei inoperablen Geschwülsten der Orbita.

Der Bulbus muß, soweit er nicht selbst bestrahlt wird, durch Abdeckung geschützt werden.

Gegenanzeigen sind Herabsetzung der Sensibilität der Augen, vermehrte Spannung, auch Katarakt (vgl. aber die Mitteilung von Franklin), sowie Gefäßveränderungen am Auge.

## 4. Örtliche medikamentöse Therapie.

Wie im allgemeinen Teile, habe ich auch in diesem speziellen von der Gruppierung einzelner Mittel, wie z. B. Adstringentien, Antiseptica usw. abgesehen, da es zu viele Übergangsstufen zwischen den verschiedenen Mitteln gibt und sich viele nicht zwanglos in das gleiche Bett legen lassen. Zudem gibt es eine Reihe neuerer Heil- bzw. örtlich verwendeter Mittel, die wir in keines der üblichen Schubfächer unterbringen können. So habe ich auch hier die alphabetische Anordnung vorgezogen und nur einzelne, einer bestimmten Gruppe angehörige, wie die Mydriatica und Miotoca, in Gruppen zusammengefaßt.

Bei der örtlichen Behandlung wenden wir die Mittel in verschiedenen Formen und in verschiedener Weise an. Am gebräuchlichsten ist die Anwendung in wässerigen Lösungen, bisweilen auch in öligen, und in Salben, seltener die in Pulverform oder in Stiften. Zur Behandlung von Erkrankungen der Lidhaut sind auch Schüttelmixturen empfohlen. Für viele Fälle ist der Gebrauch der sogenannten Kompretten sehr anzuraten, die eine ganz bestimmte Menge des Medikaments in das Auge zu bringen gestatten und die jetzt auch in Deutschland von der Firma Merck in tadelloser Weise hergestellt werden.

Tropfen und Tropfgläser sollen stets rein gehalten werden, was am besten durch Auskochen in der bekannten Weise geschieht Vorteilhaft ist daneben für den täglichen Gebrauch der Zusatz eines Antisepticums bei einzelnen Lösungen wie Atropin und Cocain, um sie möglichst keimfrei zu halten (Sublimat 1 : 10 000, Hydrarg. oxycyanat. 1 : 5000, Asterol 1 : 3000). Leicht erwärmt dringen die Tropfen schneller und wirksamer in das Auge ein. Zur Erwärmung gibt es besondere Thermophore (Axenfeld).

Die Salben werden in der Regel mit einem kleinen Glasstäbchen in das Auge gebracht, doch gibt es auch Vorrichtungen, sie aus einem spritzenartigen Glasansatz an einer Tube zu applizieren. Die Anwendung der Salbe verdient den Vorzug oft, weil sie länger im Bindehautsack bleibt und so besser wirken kann, auch werden einzelne Mittel bei längerer Anwendung in dieser Form besser vertragen (Atropin). Vorwiegend finden die Salben Anwendung bei Leiden der Lider und der Haut.

Als Pulver kommt besonders Calomel in Betracht, seltener Dionin, Jodoform, Xeroform, Noviform, gelegentlich auch Atropin. Man streut das Pulver mit einem kleinen aseptischen Pinsel oder einem Pulverbläser ein, oder nimmt es, wie das Dionin, mit einem Glasstäbchen auf, das mit etwas Vaseline versehen ist.

Von den Stiften ist der gebräuchlichste der Cuprum sulfur.-Stift bei Trachom, ebenso der Cuprum aluminat.-Stift, daneben der Alaunstift, besonders bei chronischem und follikulärem Bindehautkatarrh. Der Argent. nitr.-Stift ist nur bei Erkrankungen der Lider oder der Haut, der Lapis mitigat. (Argent. nitric. 1 : Kali nitric. 2) ausnahmsweise bei Gono-Blennorrhöe. Für die Höllenstein- und Cuprum aluminat.-Stifte gibt es Glasstäbchen zur einmaligen Verwendung, an denen das Medikament angeschmolzen ist (Merck). Kleine Herde betupft man am besten mit der armierten Sonde nach Pagenstecher, die man sich in der Weise herstellt, daß man an eine spitze Tränensonde einige Argentumkrystalle anschmilzt.

Sehr handlich sind, wie schon eben erwähnt, die Kompretten von Merck, die es für Atropin, Cocain, Dionin, Homatropin, Physostigmin sowie Verbindungen verschiedener Alkaloide gibt. Man führt sie entweder mit einer nicht gezähnten feinen Pinzette oder, noch besser, mit einem Glasstäbchen ein, dem etwas Vaseline anhaftet.

Will man ausgiebigere Spülungen der Augen vornehmen, wie nach Verätzungen oder Verbrennungen, so benutzt man dazu eine Undine oder bedient sich auch der Augenwannen, deren es mehrere Formen gibt. Am häufigsten ist wohl die kleine hohle Glasschale im Gebrauch, die mit der zu verwendenden Lösung gefüllt und fest gegen die Orbitalwand gedrückt wird. Man legt dann den Kopf nach hinten und läßt durch Schließen und Öffnen der Augen die Flüssigkeit ausgiebig alle Teile bespülen. Die Flüssigkeit soll im allgemeinen nicht zu kalt sein, etwa 20—22° C. Andere Wannen sind angegeben von Teich mit einem Recipienten, der das Spülwasser aufnimmt, und von Meyer-Steinegg, dessen Wanne einen Abfluß für die Spülflüssigkeit hat. Er verwendet als Spülflüssigkeit bei Katarakt eine Lösung von Kalium oder Natrium chlorat. mit Natr. bicarbon. und einem geringen Zusatz von Ol. foeniculi oder Ol. menth. piper. Erhöht soll die Wirkung werden durch einen Zusatz von Guajac-Saponin (Merck). Die Zusammensetzung ist in Tablettenform erhältlich, 1 Tablette auf 100 ccm Wasser, die Spülung soll 2—5 Minuten dauern.

Neben der medikamentösen Einwirkung wird bei Bindehauterkrankungen auch ein Fortschaffen des Schleimes, des Staubes und der Sekrete bewirkt.

Dor und v. Pflugk haben den Rand der Schale mit einem Gummiring versehen, der ein besseres Anschließen des Apparates gewährt.

Will man noch ausgiebigere Spülungen der Augen machen lassen, wie bei Verätzungen und Verbrennungen, so ist dafür vielleicht die Undine vorteilhafter. Man sucht die chemischen Ätzmittel möglichst zu verdünnen und zu neutralisieren. Bei Gono-Blennorrhoea neonat. und adultor. läßt Kalt die Spülungen mit einer Lösung von Kali hypermangan. 1 : 5000 machen. Er hat dazu eine eigene kleine Schale angegeben, die zwischen die Lider geschoben wird. Man kann das gleiche vielleicht einfacher mit der Undine oder einem Wattebausch erreichen, der mit der

Lösung getränkt ist. Vor Operationen spült man mit Sublimat, 1 : 6—10 000, Hg oxycyanat., 1 : 5000, auch mit $^{1}/_{2}\%$iger Perhydrollösung.

Daß die Lösungen lauwarm angewendet wirksamer sind als kalt, wurde bereits erwähnt.

Bei der Besprechung der örtlichen medikamentösen Behandlung müssen wir zum Schluß noch der subconjunctivalen Einspritzungen gedenken, deren Einführung das Verdienst von Darier ist, wenngleich er allerdings einen Vorgänger in v. Rothmund gehabt hat. Darier wandte zuerst Sublimatlösungen an, in der Annahme, durch die Wirkung des Hg innere Entzündungen direkt beeinflussen zu können. Diese Annahme hat sich allerdings als irrig erwiesen, und man benutzt statt des Sublimat im allgemeinen Kochsalzlösungen von 2—3—10 und 20%, zu besonderen Zwecken auch Hg oxycyanür, Jod, Dionin, Asterol. Subconjunctivale Einspritzungen einiger Tropfen Cocainlösung (10%) vor Operationen bewirken auch eine Herabsetzung tieferer Teile des Auges (Iris). Der Kochsalzlösung sowie denen der anderen Salze setzen wir etwas Cocain oder Novocain, 2%, zu, um die Einspritzung weniger schmerzhaft zu machen. Bei besonders schmerzhaften, wie Dionin oder Hg oxycyanat., wird empfohlen, vorher einige Tropfen Acoin, 1%, unterzuspritzen.

Die Wirkung der Einspritzungen beruht wahrscheinlich auf einer Anregung des Stoffwechsels, welche zu einer stärkeren Zufuhr von Abwehrstoffen führt, insbesondere zu einer Vermehrung des Eiweißgehaltes des Vorderkammerwassers. Auch Veränderungen an der Netzhaut sind nachgewiesen (Glykogen). Jedenfalls haben sich die Einspritzungen sowohl bei Erkrankungen der vorderen wie der hinteren Teile des Auges in vielen Fällen bestens bewährt und weite Verbreitung gefunden, so bei Keratit. parenchymat., chronisch entzündlichen Prozessen der Uvea, frischen und alten Entzündungen der Aderhaut, der Netzhaut und des Glaskörpers.

In der Regel gehen wir über 3—4%ige NaCl-Lösungen nicht hinaus, deren Einspritzung mit Novocainzusatz fast schmerzlos ist. Stärkere Lösungen (10—20%) sind bei der Netzhautablösung, gleichzeitig mit kaustischer Stichelung der Lederhaut oder vorheriger Punktion derselben, versucht. Diese Einspritzungen sind sehr schmerzhaft und erfordern gleichzeitig Morphium subcutan. Günstigen Mitteilungen über die Wirksamkeit dieser Behandlung stehen ungünstige gegenüber.

Außer Kochsalzlösungen hat man auch, wie erwähnt, andere Mittel eingespritzt. So Hg oxycyanür, 1 : 5000, bei septischen Prozessen, ziemlich schmerzhaft, Jodkali $2-2^{1}/_{2}\%$, auch mit Zusatz von NaCl 2%, bei Cataracta incip., aber auch bei Erkrankungen des vorderen und hinteren Uvealtractus. Weiterhin 10%ige Jodipinlösung, 0,2—0,3 ccm, alle 8 Tage gegen Skleritis und sklerosierende Keratitis mit Zusatz von $2^{1}/_{2}\%$ Cocain, ferner 1—5%ige Hetollösung, gleichfalls mit Cocainzusatz, besonders gegen tuberkulöse Prozesse der Uvea. Natr. citr. bei Amot. retin. und Glaukoma chron. Bei ersterer hat v. Wecker auch Gelatineeinspritzungen angewendet. Wirkliche Erfolge sind mit allen diesen Mitteln wohl nicht erreicht, außer mit Jodipin und Hetol.

Dionin ist wegen seiner lymphtreibenden Wirkung bei Erkrankungen des Augenhintergrundes, bei eitriger Keratitis und septischen Erkrankungen zusammen mit Hg oxycyanür empfohlen. Da diese Einspritzungen sehr schmerzhaft sind, spritzt man vorher einige Tropfen 1%iger Acoinlösung unter und dann erst die andere Lösung (Dionin 2%, Hg oxycyanür 1 : 5000 āā).

Gegen tuberkulöse Iritis hat Koster Luft eingespritzt, die durch einen Wattebausch mit ausgeglühter Nadel in die Spritze gesaugt wird. Sonst empfohlene Mittel, 15%iger Alkohol, radioaktive Substanz, Wasserstoffsuperoxyd u. a. haben wohl keinen Eingang in die Praxis gefunden.

Die Technik der Einspritzung ist sehr einfach. Man hebt mit der Spitze der Nadel nach vorheriger Cocainisierung die Bindehaut etwa 2—5 mm vom Hornhautrande entfernt auf, schiebt die Nadel etwas vor und entleert den Inhalt der Spritze. Hinterher Verband des Auges für einige Stunden. Die Einspritzungen werden jeden 2. Tag gemacht, selten täglich. Man tut gut, die Stelle des Einstichs jedesmal zu wechseln, oben, oben-außen, oben-innen usw.

Subconjunctivale Einspritzungen rufen vorübergehende Steigerung des intraokularen Druckes hervor, die nach einigen Stunden wieder geschwunden ist, daher ist eine gewisse Vorsicht bei Kranken mit erhöhtem Druck geboten. Der Einstich soll nicht zu weit nach hinten gelegt werden, da nach experimentellen Untersuchungen dann die Wirkung nicht so gut ist. Nach zu lange fortgesetzten Einspritzungen kann es zu Verwachsungen der Bindehaut mit der Tenonschen Kapsel kommen, besonders leicht nach Hg oxycyanür und Sublimat. Nach beiden hat man auch Nekrosen der Bindehaut gesehen.

**Acidum acet. dilut.**, ein Tropfen auf 10—20 g Wasser zur Linderung des Juckens bei Frühlingskatarrh, auch Zusatz eines Tropfens zu Hg. oxycyanat. 0,0025 : 10 Aq. dabei empfohlen.

**Acid. boric.**, 2—3% zu Ausspülungen und auch zum Einträufeln bei Bindehautkatarrhen, hat nur geringe antiseptische Kraft. Als Salbe, 2—3%, gegen Blepharitis cil. In Verbindung mit Natr. bibor. und einem Zusatz von Suprarenin, 4—5 Tropfen zu 10 Vaselin gleichfalls dagegen empfohlen. In Substanz auf die evertierten Lider zur Massage bei Trachom.

**Natr. biborac. s. tetrabor.** in 3%iger Lösung als Tropfen bei Bindehautkatarrhen und zu Augenbädern, als Pulver, eine Messerspitze auf eine Tasse Wasser, gleichfalls zu Umschlägen.

**Byrolin:** Borolanolinglycerin in Tuben, bei empfindlicher Haut angewendet.

**Acid. carbol. liquefact.** zum Betupfen der infiltrierten Stelle und des Randes bei Ulcus serp. mit in die Lösung getauchtem Wattetupfer. Zu Umschlägen und Ausspülungen wenig empfehlenswert, da zu stark reizend auch in schwachen Verdünnungen.

**Acid. citric.** Der frisch filtrierte Saft der Zitrone mit gleichen Teilen Glycerin. pur. und 1%iger Morphiumlösung zum Einträufeln bei croupöser und diphtherischer Bindehautentzündung.

**Acid. gallic.** 0,5 mit Ol. lavandul. gtts. 4, Ol. ricin. 2,0, Vaseline 5,0 gegen Cilienausfall, morgens dünn auf den Lidrand aufgetragen.

**Acid. picrinic.** in 1%iger Lösung bei Blepharitis ulcer. aufzutupfen. Bei Ulc. serp. und Ulc. rodens corn. wird mit reiner oder 5%iger Lösung mit Sonde oder Wattestäbchen der Geschwürsgrund betupft, die überfließende Säure ruft leicht weißliche Trübung des Epithels hervor, die nach 1—2 Tagen verschwunden ist. Vorher Cocain!

Als Salbe 0,2 : 10,0 gegen Verätzung mit Ätzkalk angewendet.

**Acid. lactic.** gegen Keratitis herpet. und dendrit., indem man mit einer mit der Lösung getränkten Stahlfeder die einzelnen Furchen nachzieht. Hinterher ziemlich starke Schmerzen; soll sehr zarte Narben geben.

Bei Tuberkulose der Bindehaut von Axenfeld angewendet, indem man die einzelnen Geschwüre mit reiner oder 50%iger Lösung betupft.

**Acid. pyrogallic. oxyd.** 1 % (Pyroxalin), 0,01—0,05 : 10 Aq. destill. oder Aq. borac. und Aq. foenicul. āā 5,0 zum Einträufeln bei chronischer Conjunctivitis und Blepharitis.

**Acid. salicyl.** als Salbe 0,1—0,2 : 10 Vaseline gegen Blepha-

ritis cil. squamosa, abends einzureiben. Bei Seborrhoe: ac. sal.
0,5, 01. Ricin. 3,0, Zinc. oxyd., Talc. āā 20,0, Glycerin., Aq.
āā 20,0 als Schüttelmixtur. In Lösung 3 : 500 zu Waschungen.
Als Salbe 0,35—0,6 : 30,0 Lanolin 2 mal täglich zum Massieren
bei der cornealen Form des Frühlingskatarrhs nach vorheriger
Cocaineinträufelung empfohlen.

**Acid. tannic.**, $1/2-1\%$ ige Lösung zum Einträufeln bei chronischem Bindehautkatarrh.

**Acid. trichloracet.**, Trichloressigsäure. Krystalle benutzt zur Beseitigung von Xanthelasma der Lider.

**Acoin** wirkt in wässeriger Lösung eingeträufelt nicht anästhesierend auf die Bindehaut, wohl aber bei subconjunctivaler Einspritzung, mehrere Stunden anhaltend, daher als Zusatz zu den subconjunctivalen Einspritzungen zum Cocain verwendet ($1/2\%$). Die Lösungen sind stets frisch zu bereiten. Bei Einspritzungen von Dionin oder Hg oxycyanat. spritzt man 1--2 Teilstriche einer 1%igen Lösung vorher ein.

**Acoinöl** 1% ist gegen Schmerzen bei Ulc. corn. und Iritis, 3—4 Tropfen, mehrmals täglich angewendet. Es brennt ziemlich stark, wirkt aber sehr schnell schmerzstillend. Im Dunkeln aufzubewahren.

Actol s. Argent.

Adrenalin s. Nebennierenpräparate.

Äthylmorphin. hydrochlor., Dionin s. Morphium.

Airol s. Bismut.

**Alkohol,** 96% oder absolut als Verband bei beginnender Panophthalmie und zu desinfizierenden Umschlägen. 1 ccm einer 15%igen Lösung zu subconjunctivalen Einspritzungen in Zwischenräumen von 2—3 Tagen, im ganzen 2—4 Injektionen mit der gleichen Anzeige wie die NaCl-Einspritzungen. Bei Schmerzhaftigkeit erblindeter Augen retrobulbäre A.-injectionen.

Alsol s. Alumen.

**Alumen** in 1%iger Lösung bei chronischem Bindehautkatarrh, besser als Stift auch bei Follicularkatarrh.

Alum. acet. (essigsaure Tonerde) in $1/4-1/2\%$iger Lösung zu Umschlägen, wirksam gegen das Jucken beim Frühlingskatarrh, auch bei Blepharitis ulcer., Brandwunden und als Vehikel für Alkaloide.

Alsol, Lösung von Alumin. acet.-tartar., 10 Tropfen auf ein Glas Wasser, gleichfalls zu Umschlägen.

**Bleno-Lenicetsalbe** aus Euvaseline und Lenicet (essigsaures Alumin.) in 10%iger Stärke, 2—3 stündlich bei Blennorrhoea neonat. in den Bindehautsack einzustreichen nach Abwischen des Sekretes; nach Zurückgehen der Absonderung 3—5mal täglich die 5%ige Salbe.

Ormizet, 6%ige Lösung von ameisensaurer Tonerde mit der doppelten Menge Alkalisulfat bei Bindehautentzündung 3mal täglich einzuträufeln, sowie zu Ausspülungen des Tränensackes.

**Alypin**, Anästheticum in 1%iger Lösung, wirkt nicht auf Pupille und Gefäße. Bei der Iontophorese statt des Cocain, auch zur Infiltrationsbetäubung.

**Ammonium chlorat.**, 2—10%ige Lösungen zu Augenbädern bei Kalktrübungen der Hornhaut. Eine 4—5%ige Lösung mit einer Lösung von Acid. tartar., 0,02—0,1%, täglich mehrmals bis zu 1 Stunde baden.

**Ammonium lacticum**, 10%ige Lösung zur Jontophorese, positiver Pol am Auge, bei Kalktrübungen der Hornhaut.

**Ammonium tartar. neutral.**, 10%ige Lösung zur Aufhellung alter Kalktrübungen täglich mehrmals Augenbäder, auch gegen Bleiinkrustationen empfohlen.

**Amylnitrit**, einzuatmen bei angiospastischen der Netzhaut.

**Anästhesin - Ritsert** mit Acid. boric. āā zum Einstäuben bei Heufieber; in Lösung 0,3 : 15,0 Ol. olivar. gegen Frühlingskatarrh.

**Anästhetica** s. Acoin, Alypin, Cocain, Eucain, Eusemin, Holocain, Novocain, Stovain, Tropacocain, Yohimbin.

Aq. chlorata s. Chlor.

**Aq. Laurocerasi**, Beimischung einiger Tropfen zu Lösungen in der Praxis eleg.

**Arecolin. hydrobromat.**, Alkaloid der Arecanuß, Mioticum, bei Glaukom $1/2$—1%, statt Eserin oder Pilocarpin. Soll stärker wirken und billiger sein als das letztere.

Argentamin s. Argent.

**Argentum**, als Arg. nitric. in 1—1,5—2% Lösung bei eitrigen Entzündungen der Bindehaut, Blennorrhoea neonat. und adult. Die Lösung wird mit reinem Pinsel oder Wattestäbchen auf die Bindehaut des evertierten Lides aufgetragen, der Überschuß mit Wasser oder physiologischer Kochsalzlösung abgespült. (Das gewöhnliche Quellwasser enthält in der Regel genügend NaCl.) Statt dieser Anwendung ist auch das häufigere Einträufeln einer schwachen Lösung, bis $1/4$%, empfohlen. Prophylaktisch 1% bei zu erwartender Blennorrhoea noenat. Bei längerer Anwendung tritt

Argyrose der Bindehaut ein. Die Lösungen sind in dunklem Glase zu verordnen.

Argent. nitr. fus., Argentumstift, zur Ätzung von Granulationen und Fisteln, bei Blepharitis ulcer. Argent. nitr. c. Kal. nitr. fus., mitigierter Stift, 1 Teil Ag. und 2 Teile Ka., zu gleichem Zwecke, ausnahmsweise auch bei profuser Bindehauteiterung, doch nur in der Hand des erfahrenen Arztes und hier stets Nachspülen mit NaCl-Lösung.

Argent. acet. löst sich nur zu 1,2% in Wasser, soll weniger schmerzhaft sein, hat sonst die gleichen Anzeigen wie das vorige.

Bei empfindlichen Kranken tut man gut, beim Pinseln mit Ag.-Lösungen das Auge vorher zu cocainisieren.

Argentamin, 5—10%ige Lösung zum Pinseln bei Bindehautentzündungen, soll bedeutende Tiefenwirkung besitzen und weniger reizen als Argent.-Lösungen, nicht lange haltbar. Nachspülen mit Wasser.

Statt der anorganischen Verbindungen werden jetzt vielfach kolloidale und Eiweißverbindungen gebraucht, die weniger schmerzen und dem Kranken mit nach Hause gegeben werden können. Allerdings ist auch hier eine gewisse Vorsicht geboten, da auch ein Teil dieser Lösungen Argyrose hervorruft.

Argent. colloidale, Collargol, 1%ige Salbe bei Bindehautentzündungen.

Actol, milchsaures Silber, bei Ragaden der Lidwinkel, Umschläge bei Ekzem, 1 : 500—1000, oder als Salbe 0,5 : 10.

Argent. citric., Itrol, Streupulver bei Wunden, 1—2mal täglich auf das umgestülpte Lid bei Trachom, auch bei Blennorrhöe angewendet.

Argyrol, Silbervitellin, 5—10 bei Blennorrhoea neonat. und Dakryocystitis.

Ichthargan, ichthyolsulfosaures Silber, 2%ige Lösung zum Einträufeln in das Auge.

Protargol, Silbereiweißverbindung, $2^{1}/_{2}$—10%, Syrgol. 2 bis 3—5%, Sophol, Nucleinsilberverbindung, 5%, alle drei zur Prophylaxe und Behandlung bei Blennorrhoea neonat. Alle drei haben den Vorzug, daß sie geringer schmerzen und dem Kranken mit nach Hause gegeben werden können, machen aber auch bei längerem Gebrauch Argyrose, alle drei auch prophylaktisch gegen Blennorrhoea neonat. Bei mildem Verlauf dieser letzteren genügt oft eine dieser Lösungen allein, bei stärkeren dienen sie zur Unterstützung der anderweitigen Behandlung. 5%ige Protargollösungen werden auch zur Durchspritzung des Tränensackes und Tränennasenganges bei Erkrankung derselben, als Salbe bei Blepharoconjunctivitis (Protarg. 1,5, Zinc. oxyd. 1,0, Vaseline 15) angewendet.

Die Lösungen müssen stets frisch und kalt bereitet sein. Syrgol soll besonders schnell gonokokkentötend wirken, ohne die Schleimhaut zu reizen.

Salbenstäbchen mit Kakaobutter und 5% Protargol, 3 mm lang, gleichfalls zur Behandlung von Tränensackleiden, mit silberner Röhre einzuführen.

Collargol und Elektrocollargol (Heyden) in wässeriger Lösung oder Salbe 2% mehrmals täglich bei Bindehautentzündung und Blennorrhoea neonat. Auch als Pulver auf das evertierte Lid.

Largin, Silbereiweiß in 0,3—0,5iger Lösung zum Spülen und zum 1—2maligen Einträufeln bei Bindehautentzündung.

**Arnica,** Tinct. A. 10—40 Tropfen auf ein Glas Wasser zu Umschlägen bei Kontusionen der Lidhaut.

Aristol und Aristolöl s. Jod.

**Äsorcin,** 10—20%ige Lösung zum Färben der Hornhaut.

Atrabilin s. Nebennierenpräparate.

Asterol s. Hydrargyrum.

**Atropin,** Alkaloid aus Atropa Belladonna, als Atropin sulfur. in $^1\!/_2$—1%iger Lösung oder als Salbe in gleicher Stärke bei akuten und chronischen Erkrankungen der Iris, Cornea, Skleritis und Episkleritis, auch gegen progressive Myopie früher vielfach als Kur angewendet, jetzt wohl verlassen. Bei Strabism. conv. zur Ruhigstellung der Akkomodation, bei nicht zu weit vorgeschrittenen zentralen Linsentrübungen zur Erweiterung der Pupille. Zur besseren Sterilisierung der Lösungen empfiehlt sich der Zusatz eines schwachen Antisepticums (Sublimat 1 : 10 000, Asterol 1 : 3—5000). Bei längerem Gebrauch der Tropfen, selten der Salbe, kann Follikularkatarrh eintreten, der Aussetzen des Atropin und Ersatz durch eins der anderen Mittel verlangt. Um Vergiftungserscheinungen vorzubeugen, soll man den Tränensack komprimieren, um das Eindringen der Lösung in die Nase und damit von dort in den Darmtractus zu verhindern. Zeichen der beginnenden Vergiftung sind beschleunigter Puls, Trockenheit im Halse, Rötung des Gesichtes, Schwindel und Verwirrtheit. Gegen die Trockenheit läßt man Milch trinken. 10%ige Lösungen sollen gelegentlich noch kräftigere Wirkung entfalten, auch keine stärkeren Vergiftungserscheinungen hervorrufen. Auch in Pulverform hat man Atropin in den Bindehautsack eingeführt, um besonders starke Wirkung zu erzielen; sehr wirksam sind die Kompretten, allein oder mit Cocain oder Dionin. Bei älteren Personen ist bei Atropingebrauch sorgfältig auf den Augendruck zu achten, da Drucksteigerung dabei eintreten kann.

Die gebräuchlichsten Ersatzmittel sind:

Scopolamin. hydrobromat., Alkaloid der Scopolia atrop., giftiger als Atropin, in $1/4-1/2\%$igen Lösungen.

Hyoscin. hydrobromat., $1/4-1/3\%$; das im Handel befindliche Präparat ist meist dasselbe wie Scopolamin.

Duboisin. sulfur., von Duboisia myoporoid., Gemisch von Scopolamin und Hyoscin, $1/4-1/2\%$.

Eumydrin, 1—2%, weniger schnell und energisch wirkend, aber 5 mal weniger giftig. Eine 10%ige Lösung soll andauernder und schneller wirken als eine $1/2\%$ige Atropinlösung.

Atroscin, verwandt mit Hyoscin, 0,1%ige Lösung, weniger kräftig als Atropin und im wesentlichen zur diagnostischen Pupillenerweiterung oder bei leichten Reizzuständen.

Homatropin. hydrobromat., 1%, Ephedrin, 10%, Mydrin (Merck, zusammengesetzt aus 1 Teil Homatropin und 100 Teilen 10%iger Ephedrinlösung), Methylatropin. hydrobromat. in 10%iger Lösung, alle vier zur diagnostischen Erweiterung, bei allen vieren verschwindet Akkomodationsstörung und Mydriasis nach einigen Stunden. Ebenso brauchbar ist für diesen Zweck das synthetisch zusammengesetzte Euphthalmin hydrochlor. in 5—10%iger Lösung.

**Azodalen** s. Scharlachrot.

**Balsam. Peruvian.** mit Ol. Ricin. āā 1,0 : Ol. olivar. 8,0 bei Ulcus serpens corn. und dendritischer Keratitis und ekzematösen, auch bei chronischen Katarrhen. Nach Cocainisierung des Auges und Umschütteln der Lösung wird das Geschwür mit Wattetupfer betupft.

**Bismut. und Präparate.** B. subnitr. als Salbe bei Seborrhöe der Lider, Ekzem und Verbrennungen (Bismut. subnitr. 10,0, Zinc. oxyd. 2,0, Vaselin. alb. 30,0), als Lidsalbe 1—2%.

**Airol** (Wismutoxyjodidgallat), als Lidsalbe und bei Verbrennungen 5,0 : 20,0.

Als Pulver empfohlen zur Behandlung der Blennorhoea neonat. Nach Umstülpen der Lider werden diese mit Pinsel oder Glasstäbchen mit dem Pulver bedeckt, das durch die Augenflüssigkeit in einen Brei verwandelt wird, wonach die Lider zurückgestülpt werden. 1—2mal täglich. Airolsalbe wirkt nicht in gleicher Weise, hat sich dagegen in 5%iger Stärke bei Bindehautleiden und Hornhauterkrankung bewährt.

**Dermatol** (Bismut. subgall.), Streupulver bei Bindehaut- und Lidwunden. Zu Verbänden als 10%ige Salbe bei Keratitis dendrit. und Ulcus serp., skrofulösen Bindehautentzündungen mit starker Sekretion, hier aber auch als Pulver angewendet.

**Noviform** (Tribrombrenzcatechinwismut), in 5—10%iger Salbe bei Blepharitis ciliar., Conjunctivit. cat. und phlyct., ulcerösen Prozessen der Hornhaut, auch als Streupulver.

**Xeroform** (B. tribromphenyl.), Wundstreupulver, als Jodoformersatz vielfach gebräuchlich, nicht riechend.

**Bleno-Lenicetsalbe** s. Alumen.

**Calabarbohne** s. Physostigmin.

**Cadmium sulfur.**, wohl kaum noch gebräuchlich, als Adstring. in $1/4$%iger Lösung. Von Landolt-Gygax bei Leukoma corn. angewendet (0,05 Cadm., Aq. 4,0, Gummi arab. 2,0 Extr. Opii 0,1).

**Calomel** s. Hydrargyrum.

**Carbo animal.** (Merck), 2mal täglich einzustäuben bei Blenorrhoea neonat., wobei darauf zu achten ist, daß die Übergangsfalten bedeckt werden. Nach 1 Stunde mit Kali hypermang. ausspülen, überhaupt diese Spülungen regelmäßig anwenden. Auch bei Conjunctivitis membranac. und Ulc. serp. versucht.

**Chinin. hydrochlor.** in 1%iger Lösung bei Hornhautgeschwüren 4—5mal täglich einige Minuten lang einzuträufeln, auch zu Spülungen benutzt. Von Chininderivaten Optochin (Äthylhydrocuprein) gegen das Pneumokokkengeschwür der Hornhaut. Energisches Betupfen des Geschwürs mit 2%iger Lösung, 1- bis 2stündliches Einträufeln der gleichen Lösung. Zur Nachbehandlung 1—2mal täglich Einträufeln einer 1%igen Lösung. Bei der Iontophorese des Ulc. serp. mit Optochin geht dasselbe in 3 Minuten durch die Hornhaut hindurch. Bei Heufieber nach Säuberung der Nase von allem Sekret alle Teile bepinseln mit einer Lösung Optochin 0,25, Glycerin pur. 2,0, Aq. ad 25,0, die gleiche Lösung ist in den Bindehautsack einzuträufeln nach vorheriger Anästhesierung mit 1%iger Cocainlösung. Man soll jeden 2. Tag pinseln, in den Zwischentagen die Tropfen. Gegen Lichtscheu Einträufeln einer 2%igen Lösung empfohlen, über deren Wirksamkeit die Ansichten geteilt sind. Die Lösungen verlieren beim Stehen schnell ihre Wirksamkeit, müssen daher stets möglichst frisch bereitet sein.

Örtliche medikamentöse Therapie. 99

**Vuzin** (Octylhydrocuprein) wird in einer Verdünnung von 1—10 000 zur Tiefeninfiltration der Gewebe bei eitrigen Entzündungen verwendet.

**Rivanol**, gleichfalls Chininderivat, in $^1/_4\%$iger Lösung bei akuten Bindehautentzündungen stündlich einzuträufeln (Oxyäthyldiaminoakridin). Kann nur heiß gelöst werden, soll die Heilung erheblich beschleunigen.

Wieweit andere Chininderivate, welche Anästhesie der Hornhaut bewirken, für die Praxis sich brauchbar erweisen werden, steht noch nicht fest.

**Chlor**, als Aq. chlori rein oder verdünnt, ein Eßlöffel auf eine Tasse Wasser, zu Umschlägen bei eitrigen Bindehautentzündungen. Unverdünnt auch zum Bepinseln der Hornhaut nach Abrasio derselben.

**Chlorylen**, 2—3 mal täglich 20 Tropfen auf Watte getropft zum Inhalieren, die Watte nicht an die Nase bringen. Bewirkt Hypästhesie der Hornhaut bei Herpes corn. und oberflächlichen Erkrankungen der Hornhaut sowie ekzematöser Keratitis, wirksam auch bei Neuralgien des Trigeminus und Photophobie.

**Choleval**, kolloidales Silberpräparat aus gallensaurem Natrium mit 10% Silber. 1%ige Lösung als Prophylacticum gegen Blennorrhoea neonat., auch zum Einträufeln bei ausgebrochener Entzündung.

**Clauden**, Extrakt aus Lungengewebe zur Stillung parenchymatöser Blutungen.

**Coagulen**, mit gleicher Anzeige, Extrakt aus Milz und Blut, Pulver, das in 10%iger Lösung stets frisch zu bereiten ist vor dem Gebrauch.

**Cocain**, Alkaloid der Blätter des Cocastrauches, als salzsaures Salz anästhesierend auf die Nerven der Binde- und Hornhaut wirkend, verengt die Gefäße, ruft Erweiterung der Pupille und der Lidspalte durch Sympathicusreizung hervor. 2—5% als Lösung oder Salbe zur Ruhigstellung des Auges bei Untersuchungen, schmerzlosem Pinseln der Hornhaut mit Argentum, zur Entfernung von Fremdkörpern, bei größeren und kleineren Operationen. Bei schmerzhaften Erkrankungen der Hornhaut nur mit Vorsicht zu verwenden, da Cocain Epithelschädling ist. Subcutan bei allen Formen von Blepharospasmus und zur Akinesie der Lider bei Operationen.

Als Pulver mit Adrenalin zum Einblasen in die Nase bei Neuritis retrobulb. in Verbindung mit Kopflichtbädern (v. d. Hoeve).

Subcutan Cocain meist ersetzt durch Novocain in 1—2%iger Lösung, deren Wirksamkeit durch Zusatz von Suprarenin noch erhöht wird. Novocain wird auch zur örtlichen Betäubung angewendet in 10%iger Lösung, ist weniger giftig, aber auch weniger wirksam als Cocain.

Stovain, in 4%iger Lösung, und Tropacocain, in 3—5%iger Lösung, beide zur örtlichen Betäubung, aber weniger wirksam als Cocain.

Collargol s. Argentum.

**Collodium** zur Befestigung von leichten Verbänden. Zusatz von Ricinusöl verhindert die Kontraktion des entstehenden Häutchens (Collodium elast.).

**Collyrium adstring. luteum**, Zinklösung mit Zusatz von Kampfer in Alkohol gelöst, bei chronischer Conjunctivitis mehrmals täglich einzuträufeln. 1—3 Teile mit 10 Teilen Wasser verdünnt.

Cusylol s. Cuprum.

**Cuprum sulfur.** in Substanz als Stift bei Trachom.

Cupr. alumninat. fus. oder Lapis divinus, Verbindung von Cuprum mit Alaun, gleichfalls bei Trachom oder schwerer Follikularis, sehr zweckmäßig Glasstäbchen von Merck mit angeschmolzenem Cupr. aluminat. zum einmaligen Gebrauch.

Cu. sulfur. in Lösung 0,01 : 10,0 bei chronischer und follikulärer Conjunctivitis, auch als Salbe 0,025 : 10,0. 1 : 10 Glycerin bei Trachom.

Cu. citric. oder Cuprocitrol, 5—10%ige Salbe bei Trachom, zum täglichen mehrmaligen Massieren, im Handel als Terminolcreme.

Cuprol, organische Cu.-Verbindung mit Nucleinsäure, 6% Cu- enthaltend, 10%ige Lösung bei akuten und chronischen Bindehautentzündungen, wenig reizend. Auch in Pulverform bei Trachom auf die evertierten Lider täglich oder 3 mal wöchentlich.

Cusylol, gelöste Cupr. citric.-Lösung zur Trachombehandlung.

**Daturin**, von Datura Stramonium, selten statt Atropin und in gleicher Stärke wie dieses gebraucht.

Dermatol, basisches gallensaures Bismut, s. dieses.

Dionin s. Opium.

Duboisin. sulfur. von Duboisia myoporoides, s. Atropin.

Ephedrin hydrochlor. in 10%iger Lösung, s. Atropin.

Eserin. sulfur. und salicyl. s. Physostigmin.

Örtliche medikamentöse Therapie. 101

**Epinephrin** s. Nebennierenpräparate.
**Epirenan** s. ebenda.
**Eucain** hydrochlor. und lactic., Anästheticum weniger wirksam als Cocain, erzeugt keine Mydriasis, in 2%iger Lösung.
**Eucerin. anhydr.**, nimmt bis zu 300% Wasser auf, daher sehr geeignet als Salbengrundlage für Augensalben statt Lanolin.
**Eumydrin** s. Atropin.
**Ephedrin.** hydrochlor. synthet., zusammengesetztes Salz zur Pupillenerweiterung, s. Atropin.
Europhen, stark jodhaltiges geruchloses Pulver. Ersatz für Jodoform und wie dieses angewendet. Bei Hautwunden 1:10 Collodium elast. oder als Salbe 1,5, Ol. Olivar. 3,5, Vaselin. 40,0 s. Jod.
**Eusemin,** Lösung von Cocain und Suprarenin in physiologischer NaCl-Lösung zur Anästhesie örtlich.
**Euvaselin,** Vaselin durch Naturceresin gehärtet, Salbengrundlage.
Fibrolysin s. Thiosinamin.
**Fluorescein** zum Färben epithelloser Stellen der Hornhaut, 0,4 : 0,7 Natr. carbon. : 20,0 Aq., 2 Tropfen einzuträufeln, hinterher den Bindehautsack ausspülen. Die epithelfreien Stellen sind dann prachtvoll grün gefärbt. Auch innerlich gegeben zu diagnostischen Zwecken.
**Formaldehyd solut.** in 40%iger Lösung als Formalin bekannt. In Lösung 1 : 1500—3000 zu Ausspülungen und Umschlägen, reizt leicht die Bindehaut.
Formalin auch als Paste bei Ulcus serpens, täglich mehrmals einzustreichen.
Bei inoperabeln malignen Tumoren desodorierend und blutstillend wirkend. Man beginnt mit 5—10%iger Lösung und steigt bis zu 40%.
Auch gegen Furunkulose angewendet, indem man nach Eröffnung des Furunkels denselben mit einer 10%igen Lösung täglich 1—2 mal bestreicht.
**Gelatine** (sterilisat. Merck) 2% bei Netzhautblutungen und Glaskörpertrübungen, 1 ccm subconjunctival empfohlen.
**Glycerin** zur Herstellung von Salben; auch mit Cupr. sulfur. 1:10 zum Einstreichen bei Trachom.
**Graminol,** getrocknetes und pulverförmiges Serum von Rindern, denen es entnommen ist während der Nahrung mit blühenden Gräsern. Eingestäubt in den Bindehautsack bei Heufieber versucht.

**Greifswalder Farbgemisch** (Grübler) wirkt spezifisch bei Diplobacillenconjunctivitis, nicht zu verwenden, wenn die Hornhaut beteiligt ist. Brennt stark, darf dem Kranken nicht mitgegeben werden.

**Guajakol**, mit Tinct. Jodi āā 10, Glycerin 80 als Liniment zum Bepinseln bei Erysipel. In Öl 1 : 50 bei Verletzungen der Cornea und Conjunctiva, soll auch antiseptisch und anästhesierend wirken.

**Hetol** (zimmtsaures Natron), 1%ige Lösung subconjunctival bei Herpes corn., Fädchenkeratitis und Keratit. dendrit. und ulcer. empfohlen, ferner bei Keratit. parenchym., Iritis und Skleritis auf tuberkulöser Grundlage. Jeden 2. Tag 0,5 ccm. Ziemlich schmerzhaft, daher auch mit Cocain verbunden (Hetol., Cocain. muriat. āā 0,1 : 10 Aq.). Zum Einträufeln 2—5% mit 1% Novocainzusatz in 0,6%iger NaCl-Lösung nach vorheriger Cocainisierung bei Iritis serosa und seroso-plast. jeden 2. Tag einen Tropfen angewendet. Bei längerer Anwendung soll man die Tropfenzahl vermehren.

**Histopinsalbe**, s. örtliche Serother.

**Holocain** (salzsaures Diäthoxyäthenildiphenilamidin), Anästheticum, reizt etwas stärker als Cocain, soll bessere Tiefenwirkung haben, erweitert nicht die Pupille, verengt nicht die Gefäße. 1%ige Lösung, die gleichzeitig etwas antiseptisch wirken soll. Verträgt nicht das Auskochen in Glas, sondern nur in Porzellan.

**Homatropin** hydrobromat. s. Atropin.

**Hydrogen. peroxyd.** s. Wasserstoffsuperoxyd.

**Hydrargyrum.** Die verschiedenen Präparate werden in Lösungen, in Salben- und Pulverform verwendet.

Hg. bichlorat. corrosiv. = Sublimat in Lösung von 1: 5000 bis 10 000 zu Ausspülungen des Bindehautsackes und zu Umschlägen. Stärkere Lösungen reizen. Auch zur Sterilisierung der Augentropfen zu gebrauchen. Eine Lösung von 2 pro mille zum Abreiben der Bindehaut bei Trachom. Als Salbe 1: 5000 zur Desinfektion des Bindehautsackes bei ulcerösen Hornhautprozessen, auch zusammen mit Atropin (Atropin 0,1, Sublimat 0,003, Vaseline 10). Einige Tropfen der Lösung 1: 2000—3000 mit der Pravazspritze in die Cysticercusblase gespritzt, bringen den Wurm zum Absterben.

**Sublamin**, wirkt nicht unmittelbar eiweißfällend und gewebsreizend. Lösungen von 1: 3—5000 zu Ausspülungen und zum Einträufeln, Salbe 0,005—0,02: 10 Vaselin.

Hg. oxycyanat. 1:4—5000 zu gleichem Zweck, auch zu subconjunctivalen Einspritzungen, die ziemlich schmerzhaft sind, daher vorher 1—2 Teilstriche einer 1%igen Acoinlösung unterspritzen., Als besonders wirksam bei zentraler Choreoidit. myop. empfohlen (Senn). Als $^1/_{50}\%$ bei Blepharitis squamosa mit gleichzeitiger Massage der Bindehaut. Hg. oxycypanat. 0,0025 zu 10 Aq. mit Zusatz eines Tropfens Acid. dilut. gegen den Juckreiz bei Frühlingskatarrh empfohlen.

Hg. oxyd. flav. via humida parat. oder pultiforme zur gelben Salbe, 1—2$^1/_2$% mit Lanolin und Vaselin āā oder nach Schweissinger-Schanz bei Blepharit. cil., Phlyctänen und zur Aufhellung von Hornhautnarben, zu letzterem Zwecke auch mit Zusatz von 2—3% Dionin. Reizt meist etwas, daher erst massieren, den Rest ausspülen. Bei empfindlicher Haut als Lidsalbe oft nicht vertragen, hier oft besser

Hg präcipitat. alb. als 1%ige Salbe.

Hg chlorat. mite = Calomel, als Vapore parat. bei Phlyctänen und Hornhautflecken. Nicht anwenden bei innerlichem Jodgebrauch!

Asterol in Lösung von 1 : 3—5000 zum Desinfizieren der Instrumente und Augenwässer. Empfohlen auch zu subconjunctivalen Einspritzungen bei Hornhautgeschwüren aller Art (aber Vorsicht bei Beteiligung der Iris und Drucksteigerung), schwerer Skleritis, chronischer Iridocyclitis und den meisten Erkrankungen der Macula lut., besonders der Myopen. Die Einspritzungen sollen fast schmerzlos sein und keine Verwachsungen hervorrufen (Asterol 0,001, Dionin. 0,025, NaCl 0,02, Aq. 10,0).

Ichtalbin s. Ichthyol.

Ichthargan (ichthyolsulfosaures Silber mit 30% Silbergehalt) s. Argent.

**Ichthyol**, Ammon. sulfo-ichthyol., bituminöses Schwefelpräparat, 10% Schwefel enthaltend. In 5%iger Lösung zum Ausspülen des Bindehautsackes vor Operationen und zu Umschlägen. Zum Pinseln beim Trachom erst in 50%iger Lösung, nach 8 Tagen mit reinem Ichthyol. Rein auch bei Erysipel aufzutragen, nicht zu dick und gut 1 cm auf die gesunde Haut überreichend, darüber Watte. Heilt in der Regel nach dem ersten Anstrich, bei Fortschreiten auch Bestreichen der neuen Stellen.

Als Salbe allein oder mit Zinc. oxydat. (Ichthyol 0,15—0,2, Zinc. oxyd. 1,0, Vaselin 10,0) bei Conjunctivitis und Blepharitis. Von Peters besonders gerühmt bei chronischer Conjunctivitis und zur Massage der Binde- und Hornhaut bei Rosaceaerkran-

kungen. Ausgezeichnet zur Behandlung von Gesichtsekzemen bei skrofulösen Kindern ist der Unnasche Zink-Ichthyolsalbenmull.
**Itrol** s. Argent.
**Jequirity,** Samen von Abrus precator., daraus hergestellt Jequiritol und Jequiritolserum, s. Serumtherapie örtlich.
Jequiritol örtlich zur äußeren Anwendung bei Lidepitheliomen empfohlen.
**Jod und Präparate.**
Tinct. Jodi zum Bepinseln der Lidränder bei Blepharit. ulcer. Bei Keratitis herpet. und der rezidivierenden Hornhauterosion nach Abschaben des Epithels zum Bepinseln der entblößten Stellen s. mechanische Therapie. Auch vor Operationen zum Bepinseln der Lider. Bei Dakryocystitis in den Tränensack eingespritzt.

Kal. und Natr. jodat zu Augenbädern bei beginnender Katarakt, $2^1/_2-5\%$, auch zum Einträufeln und zu subconjunctivalen Einspritzungen zu demselben Zweck. Badal läßt Jodkali und Jodnatrium in steigender Konzentration von $2^1/_2-20\%$ einträufeln und das Auge damit waschen, Verderame und v. Pflugk sahen bei subconjunctivalen Einspritzungen $2^1/_2-5\%$iger Lösungen Erfolge, Kaz läßt $5-10\%$ige Lösungen einträufeln, Walter eine $33^1/_3\%$ige Jodkalisalbe, später auch Jothion einreiben in Größe einer halben Erbse in Stirn und Schläfe und kombiniert das mit Einträufelungen und Waschungen nach Badal. Meyer-Steinegg wendet nur schwache $1/_2\%$ige Jodnatriumlösungen mit $1/_2\%$iger Dioninlösung einmal täglich an, alle 8—10 Tage einen Tropfen einer $2\%$igen Dioninlösung. Subconjunctival gibt man $2-3\%$ige Lösungen 1 ccm bei Aderhautleiden, $3-5\%$ige Salbe bei Keratit. parenchym. zur Aufhellung der Flecke.

Jodipin (Lösung in Sesamöl) bei tuberkulösen Prozessen der Uvea unter die Bindehaut gespritzt, 0,025 : 10 mit $2,5\%$ Cocain und $1-5\%$iger Hetollösung, ebenso auch $0,01-0,03$ einer $10\%$igen Lösung 8 Tage bei Skleritis und Keratit. sklerot., bei Glaskörpertrübungen mit Aderhautentzündung. Gibt erst braunviolette Beulen, die braune, allmählich gelb werdende Flecke auf der Lederhaut zurücklassen, welche allmählich verschwinden.

Jodoform als Pulver bei Wunden der Lider und Bindehaut, auch gegen lupöse und tuberkulöse Erkrankungen der letzteren oder des Augapfels. Zur intraokularen Desinfektion bei Hypopyon und eitrigen Prozessen des Glaskörpers durch Einführung von Stäbchen (sehr umstrittener Erfolg).

Örtliche medikamentöse Therapie. 105

Aristol (Dijoddithymol), als Pulver äußerlich wie Jodoform.
Aristolöl, steril in Gläsern bei Verbrennungen und Kalkverätzungen der Binde- und Hornhaut.

Europhen, geruchloses Pulver zum Bestreuen von Wundflächen.

Jodosolvin, Emulsion mit 15% Jod, und Jodvasogen, äußerlich zur Einreibung bei Katarakt.

Novojodin, Verbindung von Jod mit Formaldehyd, als Pulver 1 : 10 Sacchar. bei Ulcus serp. mit Stäbchen eingestrichen, auch bei Phlyctänen und Dakryocystitis angewendet, bei drohender Panophthalmie in die Vorderkammer eingeführt.

**Kalium chlorat.** mit Natr. biborac., zu Augenbädern (0,6% Kali chlorat. zu 1% Natr. bicarbon.-Lösung).

**Kali chloric.**, bei chronischer Bindehautentzündung, 0,3 zu 10,0, mehrmals täglich einzuträufeln, auch zu Augenbädern.

**Kali hypermangan.**, 1:5000 zu Umschlägen und Ausspülungen und zu den grands lavages bei Gono-Blennorrhoea neonat. und adult., die ersten Tage 3 mal täglich, später 2 mal täglich bis zum Aufhören der Sekretion, zwischendurch Berieselungen mit derselben Lösung.

**Kohlensäureschnee.** Man läßt aus dem gefüllten Kolben die Kohlensäure in ein Säckchen ausströmen und bildet aus der festen Masse Stäbchen, mit denen man einige Sekunden die erkrankte Stelle betupft. Geeignet zur Behandlung oberflächlicher Teleangiektasien und Warzen und Xanthelasma. Der entstehende weiße Schorf stößt sich in 24 Stunden ab. Auch bei Ulcus rod. corn. und Skleritis empfohlen.

**Katharol**, 3%ige Lösung von Wasserstoffsuperoxyd zu Umschlägen und Abweichen der Borken bei verklebten Lidern.

**Laneps**, Salbengrundlage, durch Kondensation von Kohlenwasserstoffen hergestellt.

**Lanolin. anhydr.**, Wollfett, Salbengrundlage, auch āā mit Vaselin.

**Lenicet** s. Alumen.

**Mattan**, Gleitsalbe aus Gleitpulver, Wasser und Vaseline bestehend, kühlende Salbe und schützender Puder zugleich, glanzlos deckende Paste mit austrocknender Wirkung, bei nässenden Ekzemen, Seborrhöe, empfindlicher Haut, gegen Nässe und Kälte. Kann der Farbe der Haut angepaßt werden und macht so eine unauffällige Bedeckung derselben, ohne Fettglanz. Mit Zink und Ichthyolbeimischung zur Behandlung der Blepharitis cil.

**Mastisol**, Lösung von Mastix in besonderem Lösungsmittel,

Verbandmittel zum Befestigen leichter Verbände und Bedeckung kleiner Lidwunden.

**Menth. piperit.** einige Tropfen von Ol. M. pip. als Zusatz zu Augenbädern.

**Menthol** als Menthol-Kampfer-Paraffinspray in die Nase, soll die Heftigkeit der Heufieberanfälle herabsetzen.

**Methylatropin. hydrobromat.** s. Atropin.

**Methylenblau** s. Pyoktanin.

**Mitin,** Salbengrundlage, leicht rosa gefärbt, als Kosmeticum, kaum sichtbar auf der Haut.

**Miotica** s. Arecolin, Eserin, Physostigmin, Pilocarpin.

**Mydriatica** s. Atropin und Präparate, Daturin, Duboisin, Methylatropin, Mydrin, Scopolamin.

**Mydrin** s Atropin.

**Naphthalan** gegen Blepharitis als 1%ige Salbe, auch mit 2%iger Cocainlösung bei Frühlingskatarrh.

**Naphthol,** 10,0, Sulfur. praecipit. 50,0, Sapon. kalin., Lanolin āā 25,0 gegen hartnäckige Lidekzeme. Nach $^1/_2$—1 Stunde wieder abzuwaschen.

**Natr. biborac.** s. Acid. boric.

**Natr. bicarbon.** 1$^1/_2$% als Zusatz zu Augenbädern.

**Natr. carbon.** mit Natr. biborac. und Natr. chlorat., āā 1,0 : 200,0 zu Augenbädern.

**Natr. chlorat.,** 0,6% zu Augenbädern, auch in Verbindung mit Natr. bicarbon. In 2—3—10- und 20%iger Lösung zu subconjunctivalen Einspritzungen der verschiedensten Augenleiden (Keratitiden, Uveitiden, Glaskörpertrübungen, Netzhautablösung usw.). Zusatz von Acoin $^1/_2$% und Cocain 2%, um die Einspritzungen weniger schmerzhaft zu machen. Noch besser mit Novocainzusatz (2%) (s. auch Abschn. 1).

**Nebennierenpräparate** rufen Verengerung der oberflächlichen Gefäße der Bindehaut hervor, auch Anämie der obersten Hautschicht. Bei starker Hyperämie der Bindehaut einzuträufeln vor der Cocainisierung. Das beste und haltbarste Mittel ist das synthetisch hergestellte Suprarenin hydrochlor. (Höchst), in einer Lösung 1 : 1000 im Handel. Zusatz zu Zinklösungen. Bei Heuschnupfen palliativ wirkend mit Cocain (Cocain. 0,05—0,1, Supraren. 2,5—5,0, Solut. Natr. chlorat. [0,6%] ad 10,0).

Ältere Präparate sind Atrabilin, wohl das zuerst hergestellte Nebennierenpräparat, Adrenalin (Takamine), Epinephrin u. a., in Deutschland wohl alle durch das Höchster Präparat verdrängt.

Von Unna wird Suprarenin auch als Zusatz zur Borsalbe wegen seiner anämisierenden Wirkung auf die Haut angewendet. Zu langer Gebrauch des Suprarenin kann vasomotorische Lähmung der Bindehautgefäße herbeiführen.

**Novocain** s. Cocain.
**Novojodin** s. Jod.
**Ol. fagi** s. rusci bei Blepharitis squamosa, āā 10, mit Ol. olivar.
**Ol. foeniculi**, einige Tropfen als Zusatz zu Augenbädern.
**Ol. menth. piperit.** zu gleichem Zwecke.
**Opium und Präparate.**
**Extract. Opii** als Stirnsalbe 0,25 : 10,0 bei schmerzhaften Augenleiden. **Tinct. O. crocat.** als Zusatz zu Zinklösungen bei chronischen Katarrhen. (Tinct. O. croc. 0,3—0,5, Zinc. sulfur. 0,02, Aq. 10,0), auch gegen alte Hornhautflecke.

**Morphium**, Alkaloid des Opium wirkt in 1%iger Lösung gelegentlich bei Blepharospasmus scrophul.

**Dionin**, Aethylmorphin. hydrochlor. Lymphtreibende Wirkung zuerst von Wolffberg gefunden, ruft beim Einträufeln schwaches Brennen, Chemose der Bindehaut und Lidschwellung hervor. Gebraucht in 2—5%iger Lösung. Die lymphtreibende Wirkung verliert sich nach wiederholter Einträufelung, um nach dem Aussetzen für einige Tage sich wieder einzustellen. Wirkt daneben gut schmerzstillend, daher als Zusatz von 2—4% zu Atropinlösungen bei schmerzhaften Erkrankungen des vorderen Uvealtraktes. Mit Vorteil auch anzuwenden bei Keratit. parenchym., Episkleritis, Glaskörpertrübungen, alten Hornhautflecken, hier auch als Salbe mit der gelben Salbe (Hg oxyd. flav. pultif. 0,1, Dionin 0,2, Vaselin 10,0).

Man kann es auch rein als Pulver in den Bindehautsack bringen oder in Form der Kompretten.

Subconjunctival ist es empfohlen bei Myopie mit intraokularen Komplikationen, zur Aufsaugung von Linsenmassen, Glaskörpertrübungen und gegen Schmerzen bei Glaukoma absolut. Man gibt $^{1}/_{2}$—1 ccm einer 3%igen Lösung 2 mal wöchentlich, setzt einen Teilstrich einer 1%igen Acoinlösung auf 1 ccm hinzu zur Linderung der Schmerzen.

**Optochin** s. Chinin.
**Ormizet** s. Alaun.
**Orthoform** (p-amido-m-oxybenzoesäuremethylester) als 5- bis 10%ige Salbe bei Keratit. herp., rezidivierender Hornhaut-

erosion, Verbrennungen und Verletzungen der Hornhaut. Völlig ungiftig, wirkt anästhesierend.

**Ortizon**, festes Wasserstoffsuperoxydpräparat, s. daselbst.

**Paraffin liquid.** und P. solid., beide zur Salbenherstellung und zur besseren Stumpfbildung nach Enucleation und Exenterat. bulb.

**Pellidol** s. Scharlachrot.

**Perhydrol** s. Wasserstoffsuperoxyd.

**Perhydrit** s. ebenda.

**Peruöl**, bei Ulc. serp., septischen Geschwüren, dendritischer und ekzematöser Keratitis mit gestieltem Wattetupfer auf die erkrankte Stelle aufzutragen.

**Physostigmin oder Eserin** sulfur. und salicyl., Alkaloid der Calabarbohne. Ph. salicyl. haltbarer als das andere Salz, verengt die Pupille, spannt den Akkomodationsmuskel an, setzt den intraokularen Druck herab, ruft bei längerem Gebrauch auch Follikularkatarrh hervor, daher dafür mehr geeignet als Salbe. Überall angewendet, wo eine Herabsetzung des Augendruckes angezeigt erscheint, daher in erster Linie bei akutem und chronischem Glaukom, hier auch in Verbindung mit Pilocarpin und Cocain, eventuell auch mit Zusatz von Dionin. Rein in $^1/_2$- bis 1%iger Lösung oder Phys. 0,02, Pilocarpin. muriat. 0,05, Aq. ad 10,0 oder Phys. 0,02, Pilocarpin. 0,2, Cocain. 0,05, Aq. 10,0; als Salbe 1%.

Besonders wirksam **Physostol-Riedel**, 1%ige sterilisierte Lösung von Ph. purissimum der Base in absolut wasserfreiem Olivenöl, ebenso die Kompretten.

**Pilocarpin. hydrochlor.**, Alkaloid aus den Jaborandiblättern, verengt die Pupille und hat die gleiche Wirkung wie Physostigmin, nur etwas schwächer, daher für längeren Gebrauch geeigneter, in 1—2%iger Lösung mit den gleichen Anzeigen wie das vorhergehende Mittel.

**Plumb. acet.**, Zusatz zu Salben, 0,1—0,2 mit Zinc. oxyd. 1,0 und 10,0 Vaselin. Liq. Pb. subacet. 5—6 Tropfen auf eine Tasse Wasser zu Umschlägen, sollte in der Augenheilkunde ganz vermieden werden wegen der Gefahr der Bleikrustation der Hornhaut.

**Pollantin**, getrocknetes pulverförmiges Serum, bei Heufieber in das Auge oder in die Nase einzustäuben, als flüssiges Serum ein Tropfen in das Auge, 1—2 Tropfen in jedes Nasenloch.

**Protargol** s. Argent.

Örtliche medikamentöse Therapie. 109

**Pyocyanase,** Mischung bakterizider Substanzen und Nucleosen auf Reinkulturen des B. pyocyaneus. Kommt steril in den Handel, zur Desinfektion des Bindehautsackes.

**Pyoktanin,** Anilinfarbstoff, als gelbes und blaues, P. aureum und caerul, gebraucht in Lösung 1 : 100 bei Erkrankungen der Bindehaut, Blennorrhöe und sympathischer Ophthalmie empfohlen, 2stündlich einzuträufeln, auch als Pyoktaninstift benutzt. Jetzt wohl kaum noch in Gebrauch.

**Pyraloxin,** Adstringens bei Bindehautkatarrhen, 0,02, Suprarenin 0,5, Aq. borac. (3%) 10,0, Aq. foenic. ad 20,0. Als Salbe 0,1—0,5, Aq. borac. (3%) 20,0, Suprarenin 1,0, Eucerin anhydr. ad 50,0 bei Blephar. cil.

**Resorcin,** Dioxybenzolverbindung, $1/2$%ige Lösung bei Bindehautkatarrhen, als $1/4$—$1/2$%ige Salbe bei Seborrhöe der Lider.

**Rhinovalin,** Auflösung von Validol in Paraffin. liquid., gegen Schnupfen, 3mal täglich 1 ccm in die Nasenlöcher einzuträufeln und mit Watte festzuhalten.

Rivanol, Chininderivat, in $1/4$%iger Lösung stündlich bei akuten Bindehautkatarrhen, s. Chinin.

**Scharlachrot-Biebrich** als 2%ige Salbe bei schlecht granulierenden Wunden. Bei der rezidivierenden Hornhauterosion, reichlich in den Bindehautsack eingestrichen mit nachfolgendem Verband.

Pellidol, wenig färbender Ersatz des vorigen, gleichfalls als 2%ige Salbe mit der gleichen Anzeige, soll allerdings bei der rezidivierenden Erosion nicht wirksam sein; auch bei Phlyktänen und Blepharitis empfohlen.

**Scopolamin. hydrobromat.,** Alkaloid aus der Scopolia atrop., in Lösung 0,01—0,02 : 10,0 mit den gleichen Anzeigen wie Atropin, aber giftiger als dieses.

Scopomorphin, Mischung von Scopolamin und Morphium zur Narkose.

Sophol s. Argent.

**Spirit. camphorat.** 4,0, Spirit. Lavandul. 3,0, Spirit. nitros. dulc. 0,25, Spirit. vini rectificatiss. 120,0, Ol. Meliss. gtts. 5, Ol. Rosar. gtts. 4, Pagenstecherscher Spiritus zu Waschungen.

**Stovain,** 5—10%ige Lösung zur Anästhesie, s. Cocain.

**Strychnin. nitr.,** Alkaloid, das mit Brucin in Loganiceenarten vorkommt. Subcutan bei Opticuserkrankungen, 0,002 bis 0,005 in die Schläfe.

Sublamin s. Hydrarg. Sublimat s. ebenda.

Suprarenin s. Nebennierenpräparate.

Syrgol s. Argent.

**Tannin,** Adstringens in 1—2%iger Lösung bei Bindehautentzündungen.

**Thiosinamin,** 4—5%ige Lösung, 0,5 ccm subconjunctival bei Leucoma corn. (Thiosinamin. 1,0, Aq. 20,0, Glycerin 4,0.)

Tinct. Jod s. Jod.

**Tropacocain.** hydrochlorat., 2—3%ige Lösungen, weniger giftiges, aber auch weniger wirksames Anästheticum als Cocain, s. daselbst.

**Trypaflavin,** Salz eines Farbstoffes der Akridinreihe, Desinficiens und bei eitrigen Bindehautentzündungen, besonders gonorrhoischer, empfohlen in 1—2%iger Lösung. Lichtempfindlich!

**Tumenol,** Teerpräparat, als Salbe gegen Ekzeme. Tum. 0,05, Zinc. oxyd. 1,0, Vaselin. 10,0.

**Ungt. leniens** (Zusammensetzung aus Cer. alb., Cetaceum, Ol Amygdal. Aq. und etwas Ol. Rosar.), als Salbengrundlage in der Praxis eleg.

**Vaselin. alb. und flav.,** Rückstand aus der Petroleumbereitung. Salbengrundlage. Wenn rein, nicht reizend.

Vucin s. Chinin.

**Wasserstoffsuperoxyd** (Hydrogen. peroxyd.), in 1—3%iger Lösung kräftig desinfizierendes Mittel. Wird durch Katalase, ein in allen Zellen enthaltenes Ferment, gespalten und in Wasserstoff und Sauerstoff zerlegt, der sich als weißer Schaum bildet und in das Gewebe eindringt. Desodorierend, granulationsanregend, bei infektiösen Prozessen der Horn- und Bindehaut. Zur Ausspülung des Bindehautsackes vor Operationen.

Ortizon, feste Verbindung von 36 Teilen $H_2O_2$ mit 64 Teilen Carbamid. Feste luftbeständige Form; in 3%igen Lösungen bei chronischen Bindehautkatarrhen, Blennorrhöe und ulcerösen Hornhautprozessen. Als Wundstifte sehr brauchbar bei Behandlung von Fisteln und Wundkanälen, schmelzen auf der Wundfläche unter Entwicklung von Sauerstoff.

Perhydrol, 30%ige Wasserstoffsuperoxydlösung, in 10- bis 30facher Verdünnung zu Ausspülungen bei eitrigen Bindehautentzündungen, vor Operationen, bei Infektionen, zum Reinigen der Lider bei Schuppenbildung, Aufweichen von Krusten. Auch bei Ulc. serp. und Tränensackeiterungen gebraucht.

Perhydrit, gleichfalls festes, haltbares $H_2O_2$-Präparat, 34 bis 36 $H_2O_2$ enthaltend. Tabletten zu 3 g geben auf 100 g Wasser eine 1%ige Gewichtslösung. Anzeigen wie oben.

Xeroform s. Bismut.

Yohimbin. hydrochlor., $1/2-1$%ige Lösung, wirkt anästhesierend, reizt aber stark.

Zincum oxydat. als Pulver bei Wunden der Lider, granulationsbefördernd, auch zur Behandlung nässender Ekzeme. Allein oder mit Ichthyol als Salbe, s. Ichthyol.

Zincum sulfur., wohl das am häufigsten angewendete Adstringens, in 0,1—0,25—0,5%iger Lösung bei den verschiedenen Formen der Bindehautentzündung, auch in Verbindung mit Suprarenin (0,1—0,15 : 10,0). Spezifisch gegen Diplobazillenentzündung wirkend, auch gegen Diplobacillengeschwüre der Hornhaut, welche 10 mal und öfter damit betropft werden müssen. In $1/4$%iger Lösung zu Umschlägen bei akuten Bindehautentzündungen, ehe man mit der örtlichen Behandlung beginnt. 20%ige Lösungen zum Betupfen bei Ulc. serp. corn., jeden 2. Tag, 8 Tage lang, später nach Bedarf. Vorher Cocain.

Zeozon, Aq. Zeozon., 0,3%ige Lösung des Ortho-Oxyderivates des Äsculin, beseitigt Blendungserscheinungen, macht keine Reizerscheinungen auch bei längerem Gebrauch und oft die Schutzbrille überflüssig im Hochgebirge und an der See. Nach Bedarf einzuträufeln.

## 5. Serotherapie.

Für verschiedene Augenleiden hat man versucht, eine örtliche Serotherapie auszubilden, die ihre erste und am besten durchgebildete Anwendung in der Römerschen Jequiritol gefunden hat. Die Wirkung des Jequiritol und Jequiritolserums beruht auf einer lokalen Gewebsentzündung, hervorgerufen durch das Abrin, ein Toxalbumin der Jequiritibohne. Durch Römer ist es in eine dosierbare Form gebracht, die als Jequiritol-Merck in vier Fläschchen mit steigender Konzentration in den Apotheken erhältlich ist. Zu Beginn wird von der schwächsten Lösung ein kleiner Tropfen eingetropft und die Tropfenzahl, wenn keine Reaktion erfolgt, täglich um einen Tropfen erhöht, bis eine Anfangsreaktion erfolgt. Bei alten Prozessen tritt eine Reaktion erst bei Lösung 2 ein, deren Dosis in 4—6 tägigen Zwischenräumen erhöht und damit die Entzündung, soweit als erwünscht, gesteigert wird. Ist die Wirkung des Jequiritol zu stark, so wird ein Tropfen Jequiritolserum eingeträufelt, eventuell bei zu starker Reaktion Jequiritolserum subcutan eingespritzt. Den Beginn der Reaktion zeigen Tränen und Lichtscheu, denen Lidschwellung, Chemose und fibrinöse Ausscheidung der Bindehaut, glasiges Aussehen der Hornhaut und stärkere Gefäßfüllung etwa vorhandener Gefäße folgen, dazu treten Schmerzen und Schwellung der präaurikularen Drüsen. Das Krankheitsbild hat in 24—36 Stunden seinen Höhepunkt erreicht und klingt in 6—8 Tagen wieder ab. Auch die Iris kann sich gelegentlich an den entzündlichen Erscheinungen beteiligen, ebenso kann es zu Störungen des Allgemeinbefindens kommen. Nach 10—14 Tagen pflegen alle Erscheinungen verschwunden zu sein.

Die Anzeigen für die Anwendung des Serums bildet in erster Linie altes Trachom mit starkem Pannus der Hornhaut, aber auch alte dichte Hornhautflecke. Zur Behandlung ist unbedingt klinische Aufnahme nötig.

Eine örtliche Serotherapie gegen Trachom hat Belay angegeben, der durch Abschabung der Conjunctiva und Auspressen der Follikel eine Vaccine herstellt, die subcutan eingespritzt wirksam sein soll. Am besten eignet sich dazu die Autovaccine.

Eine örtliche passive Immunisierung stellt die Histopinsalbe-Wassermann dar, aus lebenden, durch Extraktion mit Wasser gewonnenen Staphylokokken hergestellt, welche die Immunkörper der Bacillen enthalten. Besonders geeignet ist die Salbe zur Behandlung von Lidranderkrankungen mit Neigung zur Gerstenkornbildung.

Das Diplobacillenserum, von dem ein aktiv und passiv wirkendes Serum eingeträufelt wird hat bei Diplobacillenerkrankung der Hornhaut keinen Erfolg zu verzeichnen gehabt.

Zur örtlichen Anwendung schließlich sind die pulverförmigen Heufiebersera Pollantin und Graminol zu rechnen. Ersteres wird gewonnen durch Behandlung von Pferden mit Pollengift, ist zur subcutanen Anwendung wegen seiner starken Reizerscheinungen nicht geeignet. Man stäubt es getrocknet in den Bindehautsack und in die Nase, es wirkt aber nur mildernd, nicht heilend.

Das Graminol-Heufieberserum-Weichardt wird von Pflanzenfressern zur Zeit der Gramineenblüte gewonnen. Durch Dialyse wird es von seinen Salzen befreit, im Vakuum getrocknet und gleichfalls pulverförmig in die Nase gestäubt.

Auch das neue Krebsserum von Deutschmann-Kotzenberg,

das Tumorcidin, ist wohl hier einzureihen. Es ist von Pferden gewonnen, denen Testikel- oder Ovarialzellen eingespritzt sind, um den Organismus zu abwehrbildenden Stoffen gegen junge Zellen anzuregen. Es wird örtlich in Dosen von $1/2-2$ ccm unter die Geschwulst, jeden oder jeden 2. Tag, je nach der entstehenden Reaktion, gespritzt, wird aber auch innerlich gegeben (Laboratorium Ruete-Enoch, Hamburg).

Eine örtliche Autoserotherapie hat Rohmer bei Hornhautgeschwüren, hartnäckigen Conjunctivitiden und Iritiden sowie bei Keratit. parenchymat. angewendet. Er legt ein Vesikator von 4—5 cm Seitenfläche auf den Arm, sammelt am anderen Tage die Flüssigkeit und spritzt sie subconjunctival ein. Das Vorgehen wird eventuell jeden 2. Tag wiederholt.

Zum Schluß sei noch der Versuche von Gilbert gedacht, der durch Einträufelung von einfachem Pferdeblutserum bei Blennorrhöe eine günstige Beeinflussung der Krankheit beobachtet hat.

## 6. Elektrotherapie.

Der galvanische und faradische Strom findet in seinen verschiedenen Formen vielfache Anwendung bei der örtlichen Behandlung von Augenkrankheiten. Beide Stromarten werden bei entzündlichen und nervösen Leiden sowie bei Lähmungen von Augenmuskeln und Neuralgien benutzt.

Bei der Galvanisation des Auges und seiner Umgebung sollen wir nicht höher als bis 5 M.-A., bei der Faradisation nicht höher als bis 0,5 M.-A. gehen, während wir für die Elektrolyse bis zu 20 M.-A., für die Kataphorese dagegen nur bis 1 M.-A. gehen sollen. Bei der Galvanisation und der Faradisation sind die Elektroden die üblichen oder die von v. Reuss, welche muschelartig ausgehöhlt ist und über einem Bausch nasser Watte auf das Auge gesetzt wird. Zur direkten Galvanisation der Augenmuskeln gibt es kleine Platinelektroden von Eulenburg.

Vorteilhaft erweist sich der galvanische Strom bei Neuralgien des Nerv. supra- und infraorbit. sowie bei fibrillären Zukkungen des Orbicularis. Bei den ersteren leitet man den Strom von der Austrittsstelle des betreffenden Nerven nach dem Hinterkopf für 5—15 Minuten, Stromstärke 3—5 M.-A., Anode auf den Nerven, im letzteren Falle setzt man die Anode auf die geschlossenen Lider, Dauer 3—5 Minuten, Stärke 3 M.-A.

Bei Lähmung des Levator palp. sup. legt man die angefeuchtete Elektrodenkathode auf die geschlossenen Lider, die

Anode in den Nacken oder auf den Hinterkopf und läßt 1—3 M.-A.
1½—3, höchstens 5 Minuten den Strom durchgehen, erst täglich,
später seltener. Bei Lähmungen anderer Muskeln wird die Kathode
auf das geschlossene Lid, entsprechend der Stelle des gelähmten
Muskels, aufgesetzt. Eulenburg setzt seine Elektroden direkt
auf den gelähmten Muskel.

Der faradische Strom wird ähnlich angewendet, seine Stärke
richtet sich nach dem Grade der Kontraktion des Orbicularis.
Die Elektroden müssen stets mit Wasser oder Kochsalzlösung
genügend feucht erhalten werden.

Im allgemeinen wird man die elektrische Behandlung der Lähmungen auf die mit hysterischen oder neurasthenischen Zuständen
in Zusammenhang stehenden Leiden beschränken können, während für die anderen Formen die ursächliche Behandlung die
Hauptsache sein wird. Für die nervöse Asthenopie bedient
sich Fuchs der elektrischen Behandlung in der Art, daß er, nach
Ausgleich der Refraktions- und Muskelfehler durch Gläser, zunächst Augenduschen benutzen läßt und wenn das nicht hilft
galvanisiert; jedes Auge 5 Minuten, 1—2 M.-A., Kathode auf den
Nacken, kleine runde Anode auf das Auge. Man soll vorher die
Kranken bis zur Ermüdung lesen lassen und ihnen sichere Heilung
in Aussicht stellen.

Bei Insuffizienz der Interni, Nystagmus, Pupillen- und Akkomodationslähmungen hat man auch die Galvanisation empfohlen.
Man leitet in diesen Fällen den Strom quer durch den Kopf von
Schläfe zu Schläfe.

Von den entzündlichen Erkrankungen sind es der Herpes
corn., die Keratitis neuroparalyt. sowie andere entzündliche Prozesse der Hornhaut, der Iris und des Corp. cil., Skleritis und Episkleritis, auch Glaskörpertrübungen, bei denen er zur Unterstützung der sonstigen Kur angewendet ist, 2—3 M.-A., Kathode
Lid. Besonders wird hierbei seine schmerzstillende Wirkung und
die Besserung der subjektiven Beschwerden hervorgehoben. Letztere sollen besonders schnell verschwinden, wenn der Strom nach
Cocainisierung der Bindehaut direkt auf die erkrankte Stelle appliziert wird (1—1,5 M.-A., 1—2 Minuten Dauer). Auch der faradische Strom soll schmerzstillend wirken bei den eben genannten
Leiden, entweder mit der faradischen Hand nach v. Reuss 3 bis
5 Minuten oder mit einer protrahierten Faradisation von ½ Stunde
mit einer besonderen v. Reussschen Elektrode, die mit einer
dicken Lage nasser Watte direkt auf das Auge appliziert wird.

Man läßt den Strom einschleichen und verstärkt so lange, als es nicht unangenehm vom Kranken empfunden wird.

Bei entzündlichen und nicht entzündlichen Erkrankungen des Opticus haben Mann und Paul bei hohen Stromstärken, 10 M.-A. und $1/4-1$ Stunde Applikation, Besserung der Funktion vom galvanischen Strom gesehen. Die Anode mit feuchtem Wattebausch kommt auf die Lider, die Kathode auf den Nacken. Auch bei Blutungen in den Glaskörper ist der Strom angewendet. Für manche Fälle von Episkleritis hat das elektrische Augenbad, ein Augenwännchen, durch dessen Wand mittels eines Stiftes der elektrische Strom geleitet wird und das mit physiologischer Kochsalzlösung gefüllt ist, sich nutzbringend erwiesen.

Häufigere Anwendung als in den eben genannten Fällen findet der Strom bei der Elektrolyse. Sie dient zur Entfernung schiefstehender Wimpern sowie kleiner Geschwülste der Lider. Im ersteren Falle wird die an der Schnur des negativen Poles befestigte Stahlnadel entlang der Cilie bis zu ihrem Follikel eingestoßen, die positive Elektrode kommt in den Nacken oder wird dem Patienten in die Hand gegeben. Man läßt den Strom von 2—5 M.-A. sich einschleichen und 1—2 Minuten hindurchgehen. Schaumbildung an der Einstichstelle bezeichnet den Eintritt der Wirkung. Nach Entfernung der Nadel muß sich die Wimper leicht und ohne Widerstand ausziehen lassen, sonst ist die Ausführung nicht richtig gewesen.

Da der kleine Eingriff ziemlich schmerzhaft ist, spritzt man vorher etwas Novocain-Suprarenin unter das Lid.

Bei der elektrolytischen Entfernung von kleinen Angiomen, kleinen Warzen, Xanthelasma u. ähnl. wird entweder die eine Nadel (positiv) durch die Basis der Geschwulst gestoßen, die negative Elektrode auf den Nacken gelegt oder in die Hand genommen. Man kann auch kreuzweise beide Nadeln durch die Basis der Geschwulst stoßen und während 1—2 Minuten einen Strom von 5—10 M.-A. hindurchgehen lassen. Bei tiefer liegenden Angiomen, bei denen es im wesentlichen auf die Verödung der Gefäße ankommt, wird man je nach Sitz und Größe der Geschwulst die Nadel mehr oder minder tief in das Gewebe einstoßen und den Strom in gleicher Weise hindurchleiten.

Auch zur Gangbarmachung von Strikturen des Tränennasenganges ist die Elektrolyse empfohlen, indem man eine entsprechende Sonde bzw. Nadel in den Gang einführt. Das Vorgehen soll in Zwischenräumen von 6—8 Tagen wiederholt werden. Ob Dauererfolge damit erzielt sind, entzieht sich meiner Kenntnis.

Man hat weiterhin die Elektrolyse zur Behandlung des Trachoms versucht und eigene Furchenzieher dafür angegeben. Wir werden indessen mit den mechanischen Mitteln, mit medikamentöser, kaustischer oder Strahlenbehandlung mehr erreichen.

Ebenso hat man Elektrolyse bei dem Frühlingskatarrh angewendet. Man soll auf jede Granulation 4 Einstiche rechnen, beginnt mit 1—2 M.-A. für einige Minuten, kann später die Stärke des Stromes bis auf 4—5 M.-A. steigern. Hinterher Verband für einige Tage. Die Behandlung erfordert eine Dauer von mehreren Monaten.

Bei der Behandlung der Netzhautablösung mit Elektrolyse sticht man die Nadel mit dem positiven Pol durch die Lederhaut an der Stelle der Ablösung und läßt einen Strom von $^1/_4$ M.-A. 1 Minute hindurchgehen. Weitere Verbreitung hat das Verfahren wohl nicht gefunden.

Die Iontophorese beruht darauf, die Ionen bestimmter Medikamente in das Auge einzuführen. Es gehört dazu das von Wirtz angegebene Instrumentarium zur Behandlung der Lider, der Conjunctiva, der Hornhaut und episkleritischer Erkrankungen. Die Elektroden sind entsprechend den einzelnen Krankheiten zu wählen; eingeführt werden hauptsächlich Zink-, Chlor- und Jodionen, die ersteren zur Behandlung des Ulcus serp., negativer Pol auf das Geschwür, Strom bis zu 5 M.-A. und 1 Minute. Ähnlich werden bei der Behandlung von Hornhautflecken Chlor-Jodionen vom positiven Pol aus eingeführt; bei der Behandlung von episkleritischen Herden Chlorionen, alle bis zu 5 M.-A. während 1 Minute. Auch Optochin 1% ist zur Behandlung des Ulcus serp. versucht; es soll in wenigen Minuten durch die Hornhaut hindurchgehen und die Pneumokokken vernichten, 2 M.-A. 1—2 Minuten. Zur Behandlung der letzteren Krankheit hat Lubowsky eine besondere Nadel herstellen lassen, die ihm bessere Dienste geleistet hat als die Wirtzsche Apparatur. Birkhäuser hat die Wirtzsche Hornhautelektrode abgeändert, um etwaige Schädigungen der Hornhaut durch Ätzung zu vermeiden. Die Anästhesierung soll bei der Iontophorese durch Alypin und nicht durch Cocain erfolgen. Vielleicht findet die Iontophorese ein weiteres Anwendungsgebiet bei Kalkverätzungen der Hornhaut, wo sie nach Versuchen von Braun und Haurowitz Aufhellung derselben bewirken soll (Ammon. lactic. 10%, positiver Pol auf das Auge, 2 M.-A. 4—5 Minuten).

Was die Erfolge der Iontophorese anlangt, so sind die Autoren, die sie beim Ulc. serp. sowie bei herpetischen Hornhauterkrankungen versucht haben, ziemlich einig in ihrem Lobe beim Ulc. serp., weniger über den Wert derselben bei Hornhautflecken. Ich habe bei alten Flecken nach Keratit. parenchymat., die jahrelang jeder anderen Behandlung getrotzt hatten, doch entschiedene Besserung gesehen; auch Birkhäuser lobt sie bei alten Flecken der Hornhaut. Gelegentlich sah ich auch Erfolge bei alten Liderkrankungen von ihr.

Die Galvanokaustik schließlich hat gleichfalls ihre Hauptanzeige bei der Behandlung des Ulc. serp. und der Keratitis fascicul. Bei ersterem ist hauptsächlich der fortschreitende Rand zu brennen, bei letzterer der Kopf des Gefäßbündels. Hier gelingt es mit Sicherheit, das Fortschreiten zu verhindern; der Erfolg bei ausgedehntem Ulc. serp. ist nicht immer gleich sicher. Um eine weitere Ausdehnung des Kegels beim Keratokonus zu verhüten, hat man die Spitze desselben in einer oder mehreren Sitzungen angesengt, um so eine feste Narbe und eine Abflachung der Hornhaut zu erreichen. Die entstandene Narbe hat man tätowiert und eventuell später eine optische Iridektomie nachgeschickt. Auch bei der rezidivierenden Hornhauterosion kann man gelegentlich zur Kaustik greifen, ebenso bei Bindehauterkrankungen, besonders beim Trachom, bei dem man die einzelnen Körner mit der Spitze des Brenners verödet. Rosenstein verwendet die Kaustik bei chronischem Katarrh der Bindehaut, indem sie mit dem Kauter die in den Lidwinkeln sitzenden Follikel, die Übergangsfalten und die sammetartigen Unebenheiten am Tarsus entfernt (vorher Cocain und Suprarenin), danach die 1. Woche täglich mit 1 1/2 %iger Argent.-Lösung touchiert und Massage mit Sublimatwatte ausführt. In der 2. Woche wird jeden 2. Tag touchiert und statt mit Sublimat mit gelber Salbe, 1%, massiert.

Schließlich hat man auch die Kaustik bei der Behandlung der Netzhautablösung mitherangezogen mit vor- oder nachheriger Einspritzung von Sublimat (1 : 5000) oder 10—20%iger Kochsalzlösung. Man setzt an der abgelösten Stelle eine Reihe von Brennpunkten, die die Lederhaut nicht völlig durchbohren, wobei man beabsichtigt, von den gesengten Stellen aus eine reaktive Entzündung anzuregen, welche zur Verklebung der Häute miteinander führt. Auch die Punktion der Lederhaut ist mit diesem Vorgehen verbunden worden. Noch anders geht Stargardt vor, der durch direkte Ansengung der Aderhaut eine Verklebung der inneren Häute mit der Lederhaut bilden will. Er durchschneidet vor der Stelle der Ablösung die Lederhaut bis auf die Aderhaut und sengt diese an, um so eine feste Narbe zwischen den inneren Häuten und der Lederhaut zu bilden, die ein weiteres Fortschreiten der Ablösung zunächst verhindern soll. Damit wird dann eine Punktion der Lederhaut an der abgelösten Stelle verbunden. Weitere Erfahrungen über dieses Vorgehen liegen noch nicht vor.

Für die Ausführung aller dieser verschiedenen Eingriffe sind die Multo- bzw. Pantostaten, wie sie von verschiedenen Firmen geliefert werden, am meisten zu empfehlen, da sie unmittelbar an die Stromleitung angeschlossen werden können. Bei der Verwendung zur Iontophorese und Elektrolyse ist dabei darauf zu achten, daß der Kontakt mit dem positiven und negativen Pole regelmäßig in der richtigen Weise hergestellt ist.

# B. Spezieller Teil.

## 1. Lider.

Ödem: Nicht entzündliches, bei Erkrankung der Nieren, des Herzens, auch angioneurotisches Ödem, rezidivierend und in Verbindung mit Ödemen an anderen Körperteilen (Quinckesches Ödem). Spätödeme bei Lues. Behandlung der Ursache.

Entzündliches Ödem: bei Erkrankungen der Lider oder ihrer Nachbarschaft. Behandlung der Ursachen: Hordeola: warme Umschläge (Salben, Vaccine, Hefepräparate, Arsen, Histopin, Strahlentherapie).

Chalazeon: Entfernung, bei nachbleibender Verdickung Massage mit Jod.

Dakryocystitis phlegmon.: warme Umschläge, Incision, Schlitzung des Tränenröhrchens und Ausdrücken.

Furunkel: Incision, warme Umschläge, Ichthyol, Formalin, Saugglocke.

Periostitis: Incision, Behandlung der Ursache, Tuberkulose, Lues.

Erysipel: Ichthyol, Ichthyolvasogen, Pinseln mit Guajacol und Tinct. jodi (s. daselbst).

Traumen: Insektenstiche, kühlende Umschläge (Bor, essigsaure Tonerde u. ähnl.).

Ödem bei Erkrankungen der tieferen Teile: Bindehaut, Hornhaut, Panophthalmie, Phlegmone der Orbita, Behandlung der Ursachen, vgl. die betreffenden Abschnitte.

Entzündliche Erkrankungen: bei Exanthemen der Haut

(Masern, Scharlach, Vaccineerkrankungen). Milde Salben: Borsalbe 2—3%, Noviformsalbe 3—5%.
Herpes: wie Herpes labial. bei akuten Erkrankungen. Milde Salben.
Herpes zoster: Galvanisation, innerlich Aspirin, 2 mal täglich 1,0, eventuell Morphium innerlich oder subcutan. Zum Abweichen der Schorfe Wasserstoffsuperoxydpräparate, Pudern der Geschwüre oder milde Salben.
Ekzem: Allgemeinbehandlung bei Skrofulose oder anderen Diathesen. Reiztherapie (s. daselbst). Lichtbehandlung (s. daselbst). Örtlich Salben: Zinksalbe 5—10%, Zink-Ichthyolsalbe (5—10% Zn., 1—1,5% Ichth. : 10 Vaselin.), Hebrasche Salbe, Resorcinsalbe 1%, Salicylsalbe 1%, diese auch mit Schwefel (Sulfur. praecipit. 1,0, Acidi salicyl. 0,5, Tinct. Benzoes 0,5, Vaselin. ad 20,0), Tumenolsalbe (Tumenol. 0,25, Zinc. oxyd. 1,0, Vaselin. 10,0), Pellidolsalbe 1—2%, Naphthalan und Naphtholsalbe (s. daselbst). Auch Schüttelmixturen oder Bepinseln mit 2—3%iger Höllensteinlösung oder Pudern mit Zinkpuder. Sehr wirksam der Unnasche Zink-Ichthyolsalbenmull, über Nacht mit Binde leicht befestigt. Heißluftdusche.
Blepharit. cil. squamosa: Beachtung äußerer Schädlichkeiten, Staub, Hitze, Rauch, Beseitigung örtlicher Ursachen (Bindehautkatarrhe, Tränenorgane, Refraktionsanomalien) sowie allgemeiner (Anämie, Skrofulose, Seborrhoe). Massage, Strahlenbehandlung. Örtlich: Schüppchen und Krusten aufweichen und entfernen, evt. durch feuchten Verband, Hg-Salben, gelbe Salbe, 1—2,5%, wird bei empfindlicher Haut nicht gut vertragen, besser weiße Präcipitatsalbe 1%, Noviformsalbe 3—5%, Zinksalbe 10%, auch in Verbindung mit Ichthyol (s. o.), Salicylsalbe 1% oder als Schüttelmixtur, Resorcinsalbe 1%, Pellidolsalbe 1—2%, Wismut-, Airol-, Naphthalan-, Naphtholsalben, auch Sulfur. praecipit. 1,0, Acidi. salicyl. 0,5, Tinct. Benzoes 0,5, Vaselin. ad 20, auch Acid. gallic. s. picrin., Tumenol.
Bei Neigung zu Gerstenkörnern Histopinsalbe und innerlich Hefepräparate sowie Vaccinetherapie, Luftveränderung.
Blepharit. ulcer.: Allgemeinbehandlung usw. wie oben. Geschwüre betupfen mit der armierten Sonde (s. Argent.), Jodtinktur, Pinseln mit Argent., Salben wie oben, Epilation verkümmerter Wimpern, Iontophorese.
Trichiasis: Epilation, Elektrolyse (vorher Cocain unterspritzen!).

Entropium: spastic., bei Kindern, Ursache beseitigen.
  senile: Versuch mit Collodium oder Heftpflasterstreifen, sonst Operation.
  cicatric.: Operation.
Ectropium: spastic., bei Kindern mit Bindehauterkrankung, Behandlung des Grundleidens.
  paralytic., desgleichen, event. Operation.
  senile: oft mit Eversio punct. lacrym. inf. beginnend, Schlitzen des unteren Tränenröhrchens, Behandlung gleichzeitiger Lid- und Bindehauterkrankungen, Abwischen der Tränen nach oben! Operation.
Blepharospasmus: Beseitigung der Ursachen! Fremdkörper, Entzündungen des Auges, Trigeminusneuralgien, Hysterie. Einträufeln von Cocain (Vorsicht dabei geboten), Acoinöl (Heyden) 5%. Bei skrofulösen Entzündungen Tauchen in kaltes Wasser, Kanthotomie. Calcium innerlich. Auch Optochin in 2%iger Lösung empfohlen, Einspritzen von Novocain (2%) in den Orbicularis von dem äußeren Lidwinkel nach oben und unten, Reiztherapie. Bei Neuralgien Galvanisation oder Faradisation, Alkoholeinspritzungen. Massage der Nerven, Chloryleneinatmungen.

Gegen leichte Photophobie ohne besondere Ursache leistet bisweilen Aq. zeozon. gute Dienste.

Lagophthalmus: ursächliche Behandlung, Orbicularislähmung: Galvanisation oder Faradisation, Basedow oder Tumoren: eventuell Vernähung der Lidspalte oder Tarsoraphie. Vorsicht wegen Keratitis e Lagophthalmo, Einstreichen von Borsalbe.

Cicatricieller Lagophthalmus: Versuch mit Fibrolysin, Operation.

Ptosis congenita: Operation. Erworbene: Behandlung der Ursache, eventuell elektrischer Strom. Ptosisbrille (Metallbügel am Gestell, der das Oberlid zurückschiebt). Operation.

Hordeola: warme Umschläge, Behandlung etwaiger Liderkrankungen, Salben (s. o.). Histopinsalbe, Hefepräparate, Lichttherapie (s. daselbst), Vaccinetherapie. Saugglocke.

Chalazeon: kleine beginnende lassen sich gelegentlich noch durch Massage beseitigen, sonst Entfernung. Nachbehandlung etwa zurückbleibender Verdickungen durch Massage mit Jodsalbe oder Jodvasogen.

Furunkel und Lidabscesse: Behandlung nach chirurgischen Regeln. Saugglocke.

Kalkinfarkte: Auskratzen.

Pediculi: graue Hg-Salbe.

Lidgangrän: Traumen, Infektionskrankheiten, Milzbrand, Diphtherie. Behandlung der Ursache, eventuell Serotherapie.

Geschwüre: Vaccinegeschwüre: milde Salben, Bor- oder Pellidolsalbe.

Tuberkulöse Geschwüre: Allgemeinbehandlung, örtlich Jodoform, Xeroform, Licht- und Strahlentherapie, Betupfen mit acid. lactic. (s. das.).

Syphilis: Jod innerlich, Sublimat- oder Sublaminumschläge. Primäraffekt an den Lidern selten, verlangt spezifische Behandlung (s. Syphilis).

Sporotrichose: bei uns selten, innerlich Jod.

Lepra: Kauterisation der Knoten, Allgemeinbehandlung.

Geschwülste: Mollusc. contagios.: Abtragen, Ätzen der Wundflächen.

Xanthelasma: Elektrolyse, Kaustik, Ätzen mit Trichloressigsäure, Excision mit nachfolgender Naht, bei kleinerem Xanthelasma Kohlensäureschnee.

Cysten: operative Entfernung.

Lymphome: Feststellung eventueller Ursachen (Leukämie, Tuberkulose usw.), operative Entfernung, auch Elektrolyse und Strahlentherapie.

Lymphangiome: Elektrolyse (negativer Pol in die Geschwulst gestoßen), Strahlenbehandlung, Operation.

Angiome: gleiche Behandlung, bei kleinen auch Kohlensäureschnee.

Teleangiektasien: Elektrolyse (Nadeln an gegenüberliegenden Stellen einführen, 15—20 M.-A. 20—60 Sekunden, nach 14 Tagen nach Bedarf zu wiederholen). Galvanokaustik, Kohlensäureschnee, auch Strahlentherapie.

Dermoide, Rankenneurom, Sarkom: Operation, Nachbestrahlung.

Carcinom: bei kleineren in erster Linie Strahlentherapie, die auch bei größeren noch helfen kann. Tumorcidineinspritzungen, täglich oder jeden 2. Tag, 1 ccm unter die Geschwulst gespritzt, ist auch innerlich gegeben (Laboratorium Ruete-Enoch in Hamburg). Bei kleinen Epitheliomen hat man auch Kohlensäureschnee sowie Jequiritol örtlich versucht. Sonst Operation, mit der man nicht zu lange warten soll, wenn es sich um ausgedehntere Geschwüre handelt, bei denen nicht bald eine Besserung unter anderweitiger Behandlung sichtbar ist.

**Epicanthus:** Operation.
**Blepharophimosis:** Behandlung eventueller Ursachen (chronische Conjunctivitis), Operation.
**Ankylo-** und **Symblepharon:** Operation, zur Erweichung der Narben auch Versuch mit Fibrolysin.
**Narbenkeloide** nach operativen Eingriffen: Strahlentherapie.

## 2. Conjunctiva.

Auf gleichzeitige Erkrankung des Tränensackes achten, besonders bei einseitiger Erkrankung, unter Umständen Untersuchung der Nase auf etwaige Leiden. Beachten chemischer und physikalischer Schädlichkeiten, Rauch, Staub, reizende Dämpfe, Fremdkörper, Blendung, im Sommer Heuschnupfen usw. Wenn möglich, Untersuchung des Sekrets, wichtig für die Behandlung. Luftveränderung.

**Conjunctivitis catarrhalis:** Bei akuten Fällen mit starkem Reizzustand zunächst kühlende Umschläge, Borwasser 2 bis 3%, Zink $1/4$%, essigsaure Tonerde $1/4$%, Sublimat 1 : 10 000, Sublamin oder Asterol 1 : 5000, Hg.-Cyanür 1 : 5000, Kali hypermangan. in gleicher Stärke (färbt die Haut!), Alsol, 10 Tropfen auf $1/4$ Liter Wasser. Bleiwasser wegen etwaiger Inkrustation der Hornhaut besser zu unterlassen. Abends auf die Lider gegen das Verkleben Vaseline oder Borsalbe, kein Verband! Zum Abweichen der Krusten und Borken sehr geeignet Wasserstoffsuperoxydpräparate (s. daselbst). Warnen vor Ansteckung; Watte und gebrauchte Sachen verbrennen, Waschbecken, Handtücher usw. nicht gemeinsam benutzen. Bei chemisch-physikalischen Ursachen nicht reizen.

Bei stärkerer Absonderung Pinseln mit Argent. nitr. $1-1 1/2$%, Abspülen mit Wasser, das Touchieren nicht eher wiederholen, bis der Ätzschorf abgestoßen ist. Statt Argent. auch kolloidale Salze, Protargol, 2—5%, stets frisch und kalt zu bereiten, Sophol 5 bis 10%, Syrgol 5%, Zink 0,015—0,025—0,03 : 10,0, dieses unter Umständen mit Zusatz von Suprarenin, 5—20 Tropfen zu 10 Aq., Ormizet 6%, Rivanol $1/4$%, Kali chloric. 0,3 : 10, Cadmium sulfur. (veraltet). Von Salben: Zinc. sulfur. mit Ichthyol. ammon. 0,03 : 0,1 : 10, statt Zinc. sulfur. auch Zinc. oxyd. Speziell gegen Diplobacillenconjunctivitis Zinc. sulfur., die ersten Tage auch das Greifswalder Farbgemisch (s. medikamentöse Behandlung).

Rhagaden an den Lidwinkeln pinselt man mit Argent. nitr. oder gibt eine Argent.- (3%) oder Zinksalbe (Zinc. oxyd. 1,0 : 10).

**Conjunctivitis chron.:** Achten auf äußere Schädlichkeiten,

Luftveränderung, Offenstehen der Lidspalte im Schlaf, schiefstehende Wimpern, Eversion der Tränenpunkte, Hautausschläge (Rosacea!), Tränensack und Tränenwege, Refraktions- und Akkommodationsstörungen. Gicht.

Örtlich Zinc. sulfur. $1/4 - 1/3\%$ allein oder mit Zusatz von Suprarenin 1,0—1,5 : 10,0 Aq. (Suprarenin nicht zu lange gebrauchen lassen wegen der Gefahr späterer Gefäßerschlaffung). Cocainzusatz oder Novocainzusatz aus gleichem Grunde nicht sehr empfehlenswert, Cocain außerdem Epithelschädling für die Hornhaut. Collyrium adstring. lut. (Ammon. chlorat. 0,5, Zinc. sulfur. 1,5, Aq. 200,0, adde Camphor. 0,4, solut. in spirit. vin. dilut. 20,0, Croci 0,1, digere per 24 horas saepius agitando, filtra), 1—3 Teile mit Wasser zu verdünnen, 1—2 mal täglich zum Waschen. Pyraloxin $1/4\%$. Tannin (Natr. tetraborac. 2,0, Acid. tannic. 0,3 bis 0,5, Aq. ad 50,0 filtra, morgens und abends einzuträufeln), Resorcin, $1/2\%$, auch als Salbe, Noviformsalbe 3—5%, Borax 3%, Ormizet s. o., Kali chloric. s. o. Zink mit Opium. Pyoctanin.

Von guter Wirkung oft Augenbäder mit Borax- oder Emsersalzlösung, Spülungen mit Kali chloric., auch Natr. chlorat.-Lösung 0,6%, Abschaben nach Peters, Massage (s. mechanische Therapie). Zink mit Opium (0,025 : 0,5 Tinct. Opii crocat.: Aq. 10,0).

Bei Follikelbildung Alaunstift, Massage mit Sublimat (s. daselbst), Ausrollen mit Knapps Rollzange oder Ausquetschen mit Kuhnts Expressor. Bei gichtischer und rheumatischer Conjunctivitis Diathermie.

Gegen Brennen und Schmerzen Augenbäder, kühlende Umschläge.

Gono-Blenorrhoea neonat. und adult.: Nicht ätzen, solange gelblich-seröse oder sanguinolente Absonderung besteht. In dieser Zeit Spülungen mit Borwasser 3% oder Kali hypermangan. oder Hg. oxycyanat. 1 : 5000,0. Pinseln erst, wenn die eitrige Absonderung beginnt, Argent. nitric. $1 1/2 - 2\%$, Nachspülen mit Wasser. Zur Unterstützung Sophol oder Protargol 5%, Syrgol besonders wirksam, 5—10%. Einstreichen von Bleno-Lenicetsalbe nach Entfernung des Sekrets 2stündlich, später seltener, genügt aber allein nicht zur Behandlung, Cholevallösungen $1/4 - 1/2\%$, Trypaflavin 1—2%. Serum örtlich.

Kein Verband, kalte oder Eiswasserumschläge, aber mit Vorsicht, besonders bei Neigung zu Keratitis. Auf Blenorrhoe des Tränensackes achten!

Sehr wirksam auch Reiztherapie (Milcheinspritzungen, s. daselbst), besonders bei gleichzeitiger Hornhauterkrankung und Blen. adultor. Bei Gono-Blenorrhoea adult. Arthigon intravenös.

Kinder legt man auf die kranke Seite, um Ansteckung des anderen Auges zu verhüten, bei Erwachsenen Uhrglasverband für das gesunde Auge.

Statt der Pinselungen mit Argent. nitric. hat man auch schwächere Lösungen, $^1/_4\%$ige, 2stündlich eingeträufelt.

Die Argent. nitr.-Behandlung, wie sie seinerzeit von v. Graefe eingeführt ist, ist wohl im allgemeinen die übliche, indessen mögen noch einige neuere Methoden angegeben werden, die gleichfalls gerühmt werden.

So wird Airolpulver auf die evertierten Lider dick aufgestreut, das sich mit der Bindehautflüssigkeit zu einem dicken Brei verbindet, darauf die Lider zurückgestülpt. Das Verfahren wird täglich einmal gemacht, kann auch ambulatorisch durchgeführt werden. Airolsalbe hat nicht die gleiche Wirkung! Auch Carbo animal. ist versucht, wobei man besonders darauf zu achten hat, daß das Pulver gehörig in die Übergangsfalten kommt, daneben allerdings auch fleißige Spülungen mit Kali hypermangan.

Bei der Gono-Blennorrhoea adultor. trägt Koffler die verdickte Schleimhaut mit dem scharfen Löffel ab und pinselt die Wundflächen mit Jodtinktur hinterher. Regelmäßiges Abziehen der Lider.

Wichtig ist bei der Blennorrhoea neonat. die Prophylaxe. Bei Erkrankung der Geburtswege sofort nach der Entbindung Einträufeln von Argent. nitric. 2% oder Argent. acet. 1%, oder Protargol, Sophol, Syrgol, welch letzteres besonders wirksam sein soll. Erwachsene mit Gonorrhöe der Harnröhre muß man auf die den Augen drohende Gefahr aufmerksam machen und sie entsprechend warnen.

Conjunctivitis pseudomembranac. und diphtherit.: Untersuchung auf Diphtheriebacillen und Streptokokken. Bei Verdacht auf Diphtherie nicht erst das Resultat der bakteriologischen Untersuchung abwarten, sondern lieber gleich Diphtherieserum einspritzen (3000—5000 I.E.), auch örtlich Einträufelungen von Serum. Hornhautprozesse keine Gegenanzeige, werden allerdings nicht durch die Serumbehandlung beeinflußt. Laue Kompressen, nicht ätzende Desinfizientien, milde Salben. Bepinseln der Membranen mit Citronensaft oder Pyocyanase empfohlen. Wolfring massierte mit gelber Hg-Salbe. Schutz des anderen Auges mit Uhrglasverband. Ergibt die Untersuchung Streptokokken, so Versuch mit Streptokokkenserum.

Trachom: Frische Fälle mit Sekretion erst kühlen und spülen, nachher pinseln mit Argent. Nach Abklingen der ersten Erscheinungen Ausdrücken mit Kuhnts Expressor oder Knapps Rollzange. Vorher Unterspritzen von Suprarenin-Novocain. Abreiben mit Sublimat nach Keinig mittels mit Watte umwickelten Glasstäbchens oder auch anderweitige Massage (s. daselbst). Später Cuprumstift, auch Alaunstift, Cupr. citr.-Salbe 5%, Cusylol, Massage mit Glaskugel. Radium, Röntgen, Quarzlicht, Finsenlicht, Iontophorese (s. die betreffenden Abschnitte). Auch Anstechen der einzelnen Körner und Ausdrücken sowie Galvanokaustik, Pinseln mit Drahtbürstepinsel, Kohlensäureschnee. Elektrolyse, Diathermie. 50%ige Ichthyollösung. Bei schwerem Pannus corn. Jequirity (vgl. auch Serotherapie). Folgezustände sind operativ zu behandeln.

Conjunctivitis vernal.: Keine Reizmittel, Aufenthalt im Hochgebirge, Abschluß der Luft durch Uhrglas oder der Autobrille ähnliche Brille. Gegen Lichtscheu Euphos- oder Hallauergläser.

Gegen Jucken Acid. acet. dilut. einträufeln, auch Tropfen von Cocain mit Suprarenin, 0,02 : 2,0 in 10,0 physiologischer NaCl-Lösung, Acoinöl, Dionin, Kali chloric., alles in schwacher Lösung, Hg-Oxycyanat 0,0025 : 10,0, Napthalan-Cocainlösungen, Massage mit gelber oder Zink-Ichthyolsalbe, auch Excision der Wucherungen empfohlen Bei der cornealen Form soll Massage mit Salicylsalbe wirksam sein. Elektrolyse. Diathermie. Innerlich Arsen und Eisen. Am wirksamsten scheint Strahlentherapie zu sein. Versucht ist neuerdings Afenil intravenös (s. daselbst).

Heufieberconjunctivitis: Prophylaxe (Helgoland, Nordseebäder).

Örtlich lindert die Beschwerden Cocain mit Suprarenin (s. Conjunctivit. vern.). Anästhesin mit Cocain, Optochin (vgl. medikamentöse Therapie). Pollantin oder Graminol (s. Serotherapie örtlich). Menthol-Kampferspray. Auch hier ist Afenil intravenös versucht, auch Calcium, längegere Zeit innerlich genommen, wird gerühmt (s. Calcium).

Conjunctivitis phlyctaenul.: Sehr wichtig Allgemeinbehandlung, Nahrung, Hautpflege, Sol- oder Seesalzbäder, innerlich Lebertran, auch mit Jod und Eisen, Calciumpräparate (s. daselbst). Eventuell Tuberkulinbehandlung. Proteinkörpertherapie. Licht- und Strahlentherapie. Örtlich Massage mit gelber Salbe (bei nicht zu starkem Reizzustand), Kalomel (nicht Jod dabei innerlich!). Behandlung etwaiger Liderkrankungen,

Läuse! Bei starker Absonderung eventuell Argent., ferner Noviform- oder Pellidolsalbe. Rhagaden der Lider mit Argent. pinseln. Bei Lichtscheu Tauchen, auch Versuch mit Optochin 1%, Kanthotomie, Einspritzung von Novocain in den Orbicularis, Riechen von Chlorylen. Event. dunkle Gläser (s. Abschn. 3). Zu achten ist auch auf Nase und Rachenmandel. Gegen die Lichtscheu erweist sich bisweilen Proteinkörpertherapie (Milcheinspritzungen) von Nutzen.

Tuberkulose: Kauterisation, täglich oder in Zwischenräumen Ätzen mit reiner oder 50%iger Milchsäure, hinterher Abspülen mit Wasser, Einstäubungen von Jodoform. Finsen-, Röntgen-, Radiumbehandlung, daneben Allgemeinbehandlung, s. daselbst.

Parinaudsche Conjunctivitis, der Tuberkulose ähnlich aussehend, heilt in der Regel unter exspektativer Behandlung, sonst ähnlich wie eben.

Lupus der Bindehaut: Behandlung deckt sich im wesentlichen mit der der Tuberkulose.

Syphilis: Allgemeinbehandlung.

Pinguecula: wenn gewünscht, Excision.

Amyloid: Excision.

Konkremente: Auskratzen.

Xerose: Bei Hemeralopie Lebertran, Ernährung mit Fetten. (Vitamine). Bei gleichzeitiger Keratomalacie Besserung der Ernährung, Milchdiät. Gegen die Austrocknung milde Salben. Bei Narbentrachom eventuell Verkleinerung der Lidspalte.

Symblepharon: Fibrolysin versuchen, Operation.

Blutungen: Umschläge. Gegen solche der Augapfelbindehaut auch subconjunctivale Kochsalzeinspritzungen empfohlen.

Geschwülste: Operative Entfernung, Elektrolyse, Strahlentherapie.

### 3. Tränenorgane.

Dakryoadenitis: Auf etwaige Ursachen achten (Lues, Tuberkulose, Leukämie, Pseudoleukämie, Mikulicz). Entsprechende Allgemeinbehandlung. Warme Umschläge, Jod- oder Hg-Salben, wenn nötig, Incision. Auch Röntgenbehandlung zu versuchen.

Dakryocystitis phlegmonosa: Warme Umschläge, Incision. Eventuell Streptokokkenserum. Auch Schlitzung des unteren Tränenröhrchens, Einführen einer Sonde bis zur nasalen Tränensackwand und Ausdrücken des Eiters (Ätherrausch).

Dakryocystitis chron.: Untersuchung der Nase und Nebenhöhlen, Prüfung der Durchlässigkeit der Tränenwege (Durchspritzen, Fluorescein einträufeln). Bei Kindern häufig Tuberkulose Ursache. Schlitzen der Strikturen, Sondierung, Massage des Tränensackes, Ausspritzen mit Protargol, Hg-Oxycyanür, Zinklösungen. Durchspritzen mit Ormizet, Novojodin, Wasserstoffpräparate. Einspritzen von Tinct. Jodi in den Tränensack (Wessely). Ausfüllen des Sackes mehrmals wöchentlich mit 1 ccm 2%iger Resorcinvaseline; auch das Durchziehen und dauernde Liegenlassen eines Seidenfadens geraten. Elektrolytische Beseitigung der Strikturen. Wenn nicht regelmäßige Behandlung möglich, Entfernung des Tränensackes, eventuell mit nachfolgender Entfernung der palpebralen Tränendrüse oder Bestrahlung derselben (s. Röntgentherapie).

Gegen Stenose auch Einträufeln von Fibrolysin empfohlen und Einspritzen in den Tränennasengang (s. örtliche medikamentöse Behandlung).

Einführen von tunnellierten Sonden mit Argentum oder Resorcinsalben 1%.

Bei kongenitaler Dakryocystitis genügt meistens wiederholtes Ausdrücken des Tränensackes, sonst Sondieren.

Epiphora: Soweit sie nicht durch andere entzündliche Ursachen bedingt ist, bei eversio punct. lacrym. inf. event. Ursache beseitigen, Schlitzen des untern Tränenröhrchens. Bei Stenose der Tränen abführende Wege, Erweiterung durch Sonde Auf Fremdkörper (Leptothrix) in den Tränenröhrchen und den Tränensack achten. Eventuell Exstirpation der Gland. lacrym. oder Bestrahlung derselben.

Fisteln: Ätzen mit Argent. nitr.-Stift, Einführung von Orti zonstift, Galvanokaustik, eventuell Operation.

## 4. Cornea.

Erosio: Fluoresceinprobe, Untersuchung auf Fremdkörper der Hornhaut oder Bindehaut. Acoinöl, Atropin, Verband.

Bei rezidivierender Erosion Dionin 3—4%, abends einzuträufeln. Verband mit 1%iger Scharlachrotsalbe, reichlich einzustreichen. Abrasio mit nachfolgender Pinselung mit Aq. Chlori, unverdünnt, oder Jodtinktur oder 10%igem Wasserstoffsuperoxyd. Kaustik. Atropin, Verband für 8 Tage.

Herpes febril., Keratit. dendrit., Fädchenkeratitis: Atropin, Auskratzen mit scharfem Löffel, Pinseln mit Jodtinktur, Glühschlinge, Ätzen mit Milchsäure, Betupfen mit Peruöl.

Orthoform-, Dermatol-, Noviformsalbe. Iontophorese, subconjunctivale Einspritzungen von Hetol. Auch Galvanisation. Licht- und Strahlenbehandlung, auch Chloryleneinatmungen empfohlen.

Herpes zoster: Achten auf den intraokularen Druck! Atropin bzw. Eserin. Dionin, Acoinöl, Morphium, Galvanisation. Diathermie.

Keratit. vesicul. und bullosa: Bei blinden Augen: Dionin, Acoinöl, schmerzlindernde Salben, warme Umschläge, eventuell Enucleation.

Keratit. neuroparalyt. und e Lagophthalmo: Milde Salben, Acoinöl, Verband, Lidnaht, Galvanisation.

Pannus corn. eczematos.: Behandlung des Grundleidens.

Pannus trachomatos. s. Trachom und Röntgentherapie.

Ulcera corn.: Im allgemeinen Schutz vor Verunreinigung durch Infektion, Verband, feuchte Umschläge (essigsaure Tonerde, Borwasser u. ähnl.). Achten auf den Tränensack. Bei Schmerzen 2%ige Noviform- oder Xeroformsalbe, besser 10%ige Orthoformsalbe, die anästhesierend wirkt. Etwaige Conjunctivalleiden behandeln. Heiße Kataplasmen, Dioninsalbe oder Tropfen, Atropin (Vorsicht bei alten Leuten und bei drohender Perforation), torpide Formen bessern sich oft schneller bei Quarzlicht- oder Röntgenbehandlung. Im Vernarbungsstadium gelbe Salbe, Dionin, bei starker zentraler Narbenbildung später Iridektomie, Tätowierung, diese auch bei zarteren Flecken mit oder ohne Iridektomie, auch zur Besserung der Sehschärfe. Bei Zurückbleiben von Fisteln Operation.

Ulcus serp.: Tränensack beachten! Atropin, Verband, Bettruhe. Örtlich Desinfizientien! Sublimatsalbe, Noviform-Xeroform-, Dermatol-, Novojodin-, Jodoformsalben. Bei Pneumokokken: Optochin 2%, 2stündlich Ausspülen, täglich 1 mal Betupfen nach vorheriger Cocainisierung, auch als Salbe, 5—6 mal täglich einzustreichen. Betupfen mit 20%iger Zinklösung, Acid. carbol. liquefact., Peruöl oder Perubalsam oder Pikrinsäure oder Jodtinktur. Dampfkauter, Galvanokauter, Iontophorese, Spaltung nach Saemisch. Licht- und Strahlentherapie. Serumtherapie s. daselbst.

Bei Diplobacillengeschwür täglich mehrmals Zinklösung $1/2\%$ auf das Geschwür träufeln. Iontophorese.

Ulcus catarrh.: Behandlung des Katarrhs mit Argentum oder Zink, eventuell Atropin, kein Verband.

Ulc. eczematos.: Vgl. auch Conjunctivitis phlyctaen. Allgemeinbehandlung, Tuberkulin, Reiztherapie, Diät, Luft, Sonne, Solbäder, Hautpflege. Auf Läuse achten. Innerlich Lebertran, eventuell mit Kreosot, Jodeisen. Örtlich: Licht- und Strahlentherapie, Noviform-, Dermatol-, Xeroform-, Novojodinsalben, Betupfen der Geschwüre mit Peruöl. Bei Nachlassen der Reizerscheinungen gelbe Salbe. Bei Gefäßbändchen Kauterisation des fortschreitenden Infiltrats, Betupfen mit Peruöl, Lider behandeln. Gegen Lichtscheu Tauchen, Optochinsalbe 1%, Kanthotomie. Cocain möglichst vermeiden. Chlorylen.

Ulcus rodens: Betupfen mit Peruöl, Kohlensäureschnee, Jodtinktur, Wasserstoffsuperoxyd, Kaustik, Iontophorese, Kuhntsche Transplantation. Strahlentherapie. Tuberkulin.

Rosaceaulcus: Massage mit Zink-Ichthyolsalbe, Atropin. Jodtinktur, Kaustik. Radium. Gegen Rezidive Hefepräparate längere Zeit innerlich.

Keratit. parenchymat.: Wassermannreaktion und Tuberkulin diagnostisch. Allgemeinbehandlung nach Ursache, meist Inunktionskur, eventuell verbunden mit Salvarsan- oder Tuberkulinkur. Atropin, Dionin, warme Umschläge, bei Tuberkulose subconjunctival, Hetol. Nachbehandlung der Flecke mit gelber oder grauer Hg-Salbe, Jodkalisalbe, Iontophorese. Auch Reiztherapie und Strahlentherapie zu versuchen. Nachkur: Jod und Schwefelquellen, Tölz, Aachen, Nenndorf u. a., s. auch Bäder.

Keratit. sclerotic. und discif.: Behandlung der Ursache: Tuberkulose, Gicht, Lues. Örtlich Atropin, Kochsalzeinspritzungen, Jodipin subconjunctival, Dionin, Elektrizität, auch elektrische Augenbäder. Afenil intravenös.

Keratomalacie, meist mit Xerose der Bindehaut: Örtlich Xeroform-Noviformsalbe, Verband. Allgemeinbehandlung: Butter, Milch mit Zusatz von Kalkwasser. Lebertran, bei Tuberkulose entsprechende Behandlung.

Gürtelförmige Trübung, Kalkablagerung: eventuell Auskratzen, bei Schmerzen Enucleation.

Kalktrübungen: Spülungen mit Ammon. chlorat. und Acid. tartar., Iontophorese mit Ammon. lactic. (s. medikamentöse Therapie).

Keratoconus: Verbesserung durch Gläser, Zylinder-, hyperbolische, Kontaktgläser. Hydrodiaskop-Lohnstein. Organotherapie (s. daselbst). Operative Eingriffe (Kauterisation der Spitze). Heißluftdusche.

Maculae corn.: Massage mit gelber oder grauer Hg-Salbe

mit und ohne Zusatz von Dionin (2—3%), Cadmium, Tinct. Opii crocat, verdünnt 1 : 10. Warme Umschläge, warme Dämpfe. Empfohlen auch Fibrolysineinspritzungen sowie 3%ige Pepsin-Salzsäurelösung in die Narbe. Letzteres wohl kaum zu empfehlen. Bei dicker Narbenbildung Jequirity (s. Serotherapie). Entsteliende Flecke tätowieren.

Geschwülste am Limbus corn. (Sarkome, Carcinome) Strahlentherapie, Operation.

## 5. Sklera.

Skleritis und Episkleritis: Ursachen behandeln, Gicht, Rheumatismus, Syphilis, Tuberkulose, Arteriosklerose, Diabetes (Aspirin, Salvarsan, Jod, Tuberkulin, Atophan, Diät). Örtlich: Massage, Wärme, Dionin 3—4%. Subconjunctival: Kochsalz, Hetol, Asterol-Dionin, Jodipin. Skarifikation des Buckels, Kohlensäureschnee, Strahlentherapie. Galvanisation und Faradisation. Gegen Schmerzen Dionin. Diathermie, besonders bei Gicht. Iontophorese.

Episklerale Geschwülste s. Cornea.

## 6. Iris und Corpus ciliare.

Ursachen: Lues, Gonorrhöe, Tuberkulose, Rheumatismus, Gicht, Diabetes, akute Infektionskrankheiten, Zahnkrankheiten. Sekundär bei Hornhautleiden.

Grundleiden behandeln. Proteinkörpertherapie hat oft glänzenden Einfluß auf Schmerzen und Rückgang der Entzündung. Kein Alkohol oder Kaffee, Regelung der Diät und des Stuhlganges, besonders bei Gichtikern und Diabetikern. Radium- und Radiumemanationskur, Atophan bei Gichtikern. Bettruhe. Badekuren. Bei Kosters sogenannter zyklitischer Myopie. Radium.

Örtlich: Atropin, Scopolamin, auch mit Cocain (2%) oder Dionin (2—3%) verbunden, zur energischeren Wirkung. Beides auch in Salbenform. Auf intraokularen Druck achten. Parazentese. Örtlich Licht- und Strahlenbehandlung, besonders bei Tuberkulose. Diathermie soll besonders bei gichtischen Formen günstig wirken. Galvanisation oder Faradisation gegen Schmerzen, gegen welche auch Dionineinträufelungen wirksam sind. Gegen Glaskörpertrübungen und bei reizlosem Zustand, auch bei Beschlägen der Descemet, subconjunctival Kochsalz- oder Asterol- oder Hetoleinspritzungen. Gegen tuberkulöse Formen Lufteinspritzungen empfohlen. Bei Verwachsungen (Sekundärglaukom) Iridektomie.

Tumoren: Cysten, nach vorheriger Spaltung Röntgen oder Radium. Bei gutartigen Tumoren Iridektomie, bei Sarkomen und Carcinomen Versuch mit Strahlentherapie, sonst Enucleation. Gegen Schmerzen örtlich Dionin, Acoinöl. Sonst Analgetica.

## 7. Chorioidea.

Chor. disseminata: Auf Ursachen fahnden (s. Iris). Danach entsprechende Therapie: Hg, Jod, Salvarsan, Tuberkulin, Schwitz- und Badekuren. Örtlich subconjunctivale Einspritzungen von Kochsalz, Asterol (besonders bei zentraler Chor.-Retinitis von Senn empfohlen), auch mit Dionin zusammen, Hg-Oxycyanür, Hetol (besonders bei Tuberkulose), Dionin, Jodipin. Reiztherapie. Eventuell Glaskörperabsaugung und Parazentesekuren (s. daselbst).

Chor. suppurat. nach akuten Infektionen, Sepsis, Osteomyelitis, Meningitis, Infektionskrankheiten oder exogenen Infektionen: Reiztherapie, Collargol- oder andere kolloidale Silbereinspritzungen intravenös. Örtlich: Atropin, Dionin, warme Umschläge, subconjunctivale Einspritzungen. Exenteration. Auch Versuch mit Glaskörperabsaugung.

## 8. Corpus vitreum.

Mouches volantes: Beruhigen.

Opacitates, bedingt durch Iridocyclitis oder Chorioretinitis, Blutungen, Arteriosklerose, Lues, Tuberkulose, Trauma, degenerative Veränderungen bei Myopie oder Senium: Entsprechende Allgemeinbehandlung, Schwitzen, Jod, subconjunctival Kochsalz, Gelatine, Jodipin, Dionin. Absaugung nach zur Nedden, s. daselbst. Strahlentherapie. Badekuren.

## 9. Linse.

Im Beginn vielfach Jod versucht, innerlich oder als Augentropfen $1/4\%$ 8 Tage, mit schwacher Dioninlösung, nach 8 Tagen ein Tropfen Dionin 2—3%, monatelang fortzusetzen, Augenbäder mit Jodkalilösungen 2%, auch Jodkali subconjunctival, 3mal wöchentlich, neuerdings auch in Verbindung mit Linsenextrakten. Senn empfiehlt Asterol-Dionin subconjunctival (s. örtliche medikamentöse Therapie); der Nutzen aller dieser Maßnahmen ist sehr bestritten, die Lentocalintherapie völlig verlassen. Einzelne Autoren wollen Erfolge von Jodosolvin oder Jodvasogen, in die Schläfe eingerieben, gesehen haben. Auch Radium (s. daselbst) ist versucht. Secacornin s. daselbst.

Bei zentralen Trübungen wirkt öfter die Erweiterung der Pupille bessernd auf das Sehen. Operation.

## 10. Glaukom.

Gl. acut.: Pilocarpin oder Physostigmin, einzeln oder in Verbindung. Vermeiden von Aufregungen, kein Alkohol und Nikotin. Regelung der Diät, Stuhlgang beachten. Operation. Zur Herabsetzung des Druckes hypertonische Kochsalzlösungen intravenös, Thyreoidinpräparate. Auch Vistosan soll bei akutem Glaukom Herabsetzung des Druckes und Linderung der Schmerzen bewirken. Bei hämorrhagischem Glaukom Bestrahlung, auch Stypticin innerlich empfohlen.

Gl. chronic.: Örtlich dieselbe Therapie oder Arekolin. Jod innerlich empfohlen. Operation möglichst zeitig. Druckmassage, auch nach der Operation.

Gl. absolut.: Bei Schmerzen Dionin subconjunctival, Strahlentherapie. Tiefe Alkoholinjektionen in die Orbita. Exenteration.

## 11. Retina.

Gefäßveränderungen und Blutungen: Behandlung der Ursachen: Nephritis, Diabetes, Arteriosklerose, Tuberkulose, Lues, Anämie, Leukämie, selten Malaria, Purp. haemorrhag., Sepsis, Trauma. Neben Allgemeinbehandlung Reiztherapie. Milchinjektionen besonders bei Nephritis empfohlen. Stypticin bei Blutungen, sehr unsicher wirkend. Ruhe, Schonung der Augen, Schutzbrille. Örtlich: Subconjunctivale Einspritzungen von Kochsalz, Hetol, Asterol, letzteres besonders gegen degenerative und senile Veränderungen der Macula lut. von Senn angewendet. Bei Periphlebitis Strahlen- und Tuberkulosetherapie.

Embolie der Arter. centr.: Massage manuell oder elektrisch, Parazentese der Vorderkammer. Unter Umständen kann Tuberkulinbehandlung in Frage kommen.

Thrombose der Vena centr. ret.: Allgemeinbehandlung. Reizkörpertherapie s. daselbst. Kochsalz subconjunctival. Parazentesekuren.

Retinit. pigment.: Behandlung wohl erfolglos. Versucht sind Schwitzkuren mit Pilocarpin, Hg- und Salvarsanbehandlung. Lebertran, auch Genuß von gebratener Leber gegen die Hemeralopie, örtlich Kochsalz subconjunctival.

Amotio ret.: Schwitzkuren mit Druckverband, Gelatine subconjunctival. Punktion mit nachfolgendem Druckverband, 10-

bis 20%ige NaCl-Lösungen subconjunctival mit vorheriger oder nachfolgender Punktion der Sklera, auch galvanokaustische Ansengung derselben statt der Punktion. Absaugung des Exsudates mit der Spritze und Injektion desselben, rein oder verdünnt, in den Glaskörper. Elektrolyse. Doppelte Durchschneidung nach Deuzschmann, eventuell verbunden mit Glaskörpertransplantation, Operation nach Stargardt. Salzarme Diät.

Cysticerc.: Einspritzung von Sublimat 1°/₀₀ in die Blase, wonach Absterben derselben erfolgt. Operation.

Geschwülste: Gliom, möglichst frühzeitige Enucleation, bei beiderseitigem Befallensein Versuch mit Strahlentherapie.

Tuberkulose: Allgemeinbehandlung.

Metastatisches Carcinom: Versuch mit Strahlentherapie, bisher hoffnungslos.

## 12. Nervus opticus.

Neuritis optica: Ursachen: Lues, multiple Sklerose, Meningitis, Infektionskrankheiten, Erkrankungen der Nebenhöhlen der Nase oder der Orbita, auch Nephritis und Chlorose, Blutverlust. Allgemeinbehandlung, Schwitzkuren, Schmierkur mit Hg, Jod, Galvanisation, Reiztherapie. Bei Blutverlust Kochsalzinfusionen. Untersuchung der Nebenhöhlen mit Röntgen.

Stauungspapille: In erster Linie Tumor, aber auch bei Nephritis, Lues, Tuberkulose, Hirnabsceß, Hydrocephalus, Turmschädel, Sinusthrombose, Meningitis, multipler Sklerose, Cysticerken, seltener bei Hypophysistumoren, Anämie und Chlorose, auch Blutungen in die Scheide des Nerven nach Trauma. Einseitig bei Orbitalerkrankungen (Tumoren, Abscessen der Nebenhöhlen, Basisfraktur).

Bei Tumoren und Gefahr für das Sehen Palliativtrepanation oder Balkenstich. Lumbalpunktion in diesen Fällen nicht empfehlenswert. Resektion der Sehnervenscheide nach Müller.

In den anderen Fällen Allgemeinbehandlung. Reiztherapie, Röntgentherapie s. daselbst.

Neuritis retrobulbar.: Ursache sehr häufig multiple Sklerose, auch Lues, Erkrankung der Nebenhöhlen. Alkohol-, Nikotin-, seltener Schwefelkohlenstoffvergiftung, Blei und Methylalkohol. Röntgenaufnahme des Schädels, Untersuchung der Nebenhöhlen. Behandlung nach der vorliegenden Ursache: Jod, Schwitzkuren, Eröffnung der Nebenhöhlen, Hg- und Salvarsankuren, Arsen innerlich, Strychnineinspritzungen in die Schläfe. Kopflichtbäder und Pinseln der Nase mit Cocain-Adrenalin, speziell bei Zusammenhang mit den Nebenhöhlen empfohlen. Reiztherapie s. daselbst. Diathermie.

Atrophia n. opt.: Bei sogenannter genuiner, d. h. wo wir vorläufig noch nicht in der Lage sind, eine Ursache festzustellen, Jod, auch Arsen oder Salvarsan, Hg mit Vorsicht. Bei Erkrankungen der Hypophysis Versuch mit Organotherapie oder Jod und Bestrahlung, eventuell Operation.

Bei Zusammenhang mit Tabes oder Paralyse wird im Beginn neuerdings auch vorsichtige Hg-Kur empfohlen, doch gehen über deren Zweckmäßigkeit die Ansichten auseinander. Jod-, Strychnin- und Sperminbehandlung haben wohl keinen Zweck. Nach endolumbaler Salvarsanbehandlung soll Stillstehen des Prozesses beobachtet sein. Auch ein Versuch mit Reiztherapie (Malariaimpfung) wäre zu versuchen; s. den betreffenden Abschnitt. Diathermie.

Bei Hemianopsie Hem.-Brille nach Igersheimer.

Amblyopien und Amaurosen: Alkohol-, Nikotin-, Schwefelkohlenstoff-, Blei-, Methylalkoholvergiftung: Beseitigung der Ursachen, Reiztherapie (s. daselbst), Strychnin innerlich oder subcutan. Bei Amaurose nach Blutverlust Kochsalzinfusionen.

Geschwülste: Operation, unter Umständen auch Versuch mit Strahlentherapie.

## 13. Orbita.

Exophthalmus bei Abscessen oder Phlegmone: Incision, eventuell mit Drainage (Schnitt am oberen Orbitarand, stumpf vorgehen). Bei Tuberkulose, Knochenerkrankungen und Nebenhöhlen entsprechende chirurgische Behandlung, bei Gummaverdacht Hg, Salvarsan, Jod. Auch Krönlein kann in Frage kommen.

Exophthalmus durch Tumoren: Dermoide, Angiome, Sarkome, Carcinome, Tränendrüse, Leukämie, Tuberkulose entsprechende Behandlung. Operation nach Knapp oder Krönlein. An Encephalocele denken! Bei Verletzungen an Tetanus.

Pulsierender Exophthalmus nach Verletzungen: Gelatineeinspritzungen, Elektrolyse, Kompression der Carotis, Operation.

Periodischer Exophth. bei Varieen der orbita, event. Operation.

Exophth. bei Basedow s. Serum- und Organther., Badekuren, bei Barlow s. Diät.

Enophthalmus nach Verletzungen: Ohne Therapie.

## 14. Verletzungen.

Fremdkörper: Bindehaut und Hornhaut nach Cocainisierung entfernen. Bei solchen der Bindehaut auf etwaige Erosion der Hornhaut achten.

Iris: Operation, ebenso in der Linse.

In den hinteren Abschnitten des Auges Feststellung mit Sideroskop, Röntgen, großem Magnet. Bei längerem Verweilen von Eisen Siderosis, von Kupfer Chalcosis, Kupferkatarakt. Operation.

Schnitt- und Stichverletzungen: Feststellen, ob Perforation vorliegt (bei frischen perforierenden oft noch Herabsetzung des Tonus nachweisbar).

Nicht perforierende: Horn- und Lederhaut: bei Schmerzen Orthoformsalbe, Verband, wenn nötig Atropin. Stets auf den Tränensack achten!

Perforierende: Hornhaut: Verband, Reposition vorgefallener Teile, eventuell Abtragen derselben, Deckung mit Bindehaut nach Kuhnt, Naht.

Lederhaut: Naht, Deckung mit Bindehaut, Verband, Bettruhe. Auf Tränensack achten, bei Infektionsgefahr Kauterisieren der Wundränder. Bei Verdacht auf Pneumokokken prophylaktisch Pneumokokkenserum, bei eingetretener Infektion Reiztherapie. Hg-Kur, Salicylpräparate, Salvarsan. Örtlich: Alkoholverband, subconjunctival Kochsalz, Hg-Oxyxyanür, Dionin. Exenteration.

Bei chronischem Verlauf Gefahr der sympathischen Entzündung. Ist das Auge blind und empfindlich, so Enucleation, ebenso bei eingetretener sympathischer Ophthalmie, wenn das Auge erblindet, Enucleation. Ist das sympathisierende Auge noch, wenn auch wenig, sehtüchtig, so Behandlung der ausgebrochenen sympathischen Ophthalmie. Hg-Kuren, Salvarsan, Reiztherapie (Collargol, Dispargen intravenös, 10 ccm 2mal wöchentlich), auch Tuberkulinkuren. Daneben Hg- oder Salicylpräparate in großen Dosen, auch Atophan. Besonders empfohlen Benzosalin, bis zu 10 g täglich. Örtlich: Atropin, Dionin, Pyoctanin, 2stündlich einzuträufeln. Gegen Schmerzen Morphium subcutan. Strahlentherapie.

Kontusionsverletzungen ohne Zerreißung der Häute: Lidwunden eventuell Naht, Dermatol, Xeroform-, Noviformsalben, Verband. Bei kleinen Mastixverband. Gegen Schwellung und Ödem Verband. Blutungen kühlende Umschläge.

Bei Kontusionen der Hornhaut und oberflächlichen Verletzungen derselben Verband, eventuell Atropin. Achten auf Tränensack wegen der Gefahr eines Ulcus serp. Blutungen in die Vorderkammer oder Glaskörper Verband, Ruhe, bei alten Glaskörpertrübungen Schwitzen, Jod, subconjunctivale Einspritzungen, auch Strahlenbehandlung, Absaugung nach zur Nedden. Verschiebungen der Linse: Gefahr des Sekundärglaukoms, Eserin, Cyclodialyse oder andere antiglaukomatöse Operation, Extraktion der Linse.

Blutungen in Netz- oder Aderhaut: Resorbentien, Subkonjunktivale Einspritzungen, Reiztherapie, Ruhe, Schonung der Augen.

Kontusionen mit Zerreißung der Häute: Naht, wenn nötig. Verband, Ruhe, Abtragen der vorgefallenen Teile. Bei Infektionsgefahr wie oben. Bei Luxation der Linse subconjunctival Gefahr späterer sympathischer Ophthalmie.

Verbrennungen und Verätzungen.

Lider: Salben (Wismut, Airol u. a.).

Bei Verbrennungen der Binde- oder Hornhaut: Acoinöl, Aristolöl, Orthoformsalbe, wenn nötig Verband, Verhüten von Symblepharonbildung (Einpflanzen von Schleimhaut).

Verätzungen mit Säuren: Ausspülen mit verdünnter Sodalösung, Natr. bicarbon. 1%, Milch, Zuckerlösungen, bei Laugen mit verdünntem Essig. Bei Kalkverätzungen sorgfältige Entfernung aller Reste mit Wasser, Bäder mit 10%iger Ammon. tartar.-Lösung, auch 2%iger Acid. picrin.-Lösung dagegen empfohlen. Bei drohendem Symblepharon s. oben. Behandlung alter Kalktrübungen s. Cornea.

## 15. Augenmuskeln.

Strabismus converg.: Brillen, unter Umständen nach Lähmung der Akkommodation durch Atropin. Übungen des sehschwachen Auges, Atropinisieren des nichtschielenden Auges, mechanische und stereoskopische Übungen. Operation.

Strabismus diverg.: Versuch mit mechanischen Übungen, Operation.

Lähmungen der Augenmuskeln: Feststellung der Ursache: Lues, Tabes, Paralyse, seltener multiple Sklerose, Arteriosklerose, Bleivergiftungen, Diabetes, Hirntumoren, Polioencephalit. haemorrhag., Schädelbrüche, Erkrankungen der Hypophysis, Orbita oder der Stirnhöhlen. Auch kongenitale Lähmungen durch fibröse Stränge. Behandlung der Ursachen: Jod, Hg, Salvarsan, Galvanisation, mechanische Übungen, Klappe vor das kranke Auge zum Schutz gegen Doppelbilder. Prismat. Gläser. Operation, wenn Zustand längere Zeit stabil geblieben.

**Nystagmus**, angeboren: Korrektion etwaiger Refraktionsanomalien; erworbener der Bergleute: Morphiumpräparate, Entfernung von der bisherigen Arbeit.

**Akkommodationslähmung**: Ursache: Lues, Paralyse, Diphtherie, Botulismus, letztere stets doppelseitig, sonst meist einseitig. Spezifische Therapie bei Tuberkulose oder Syphilis, s. daselbst, sonst exspektativ. Achten auf Atropinlähmungen. Auch Elektrizität empfohlen.

**Asthenopische Zustände** kommen bei Insuffizienz der Interni und bei latentem Höhenschielen vor. Bei der Brillenverordnung ist darauf zu achten und entsprechende Korrektion durch prismatische Gläser vorzunehmen. Eventuell operativer Eingriff.

# Sachverzeichnis.

Abschabung der Binde- und Hornhaut 69.
Afenil 40.
Aolan s. Milch.
Arthigon 30.
Asthenopie, nervöse 114.
— muskuläre 137.
Augenbäder 89.
— elektrische 115.
Augenduschen 77.
Augenwannen 89.
Autointoxikation 2.
Autoserotherapie 113.

Badekuren 60 u. ff.
Bäder, warme 66.
— kalte 59.
— Heißluft 60.
— elektrische Licht- 60.
— Teil- 61.
Blutentziehungen 70.

Calcium parenteral 40.
Casein parenteral 38.
Colloidale Salze parenteral 40.
Cromayerlampe 43, 81.

Dampfdusche 75.
Darmstörungen bei Syphil. 19.
Deuteroalbumose 38.
Diät 2, 3.
Diathermie 75.
— Anzeigen der D. 76, 77.
— Gegenanzeigen 76.
Di.-Serum 27.
— paraspez. 39.

Elektrizität.
— Anwendung 47, 113.
— Lichtbäder 66.
Elektrolyse 115.
Epithelkörperchenpräpar. 33.

Faradisation 47, 114.

Galvanisation 47, 113.
Galvanokaustik 117.
Glaskörperabsaugung 71.
Gonokokkenserum 29.

Höhensonne 43 u. ff.
Hypophysenpräparate 31.

Injectosan 40.
Innere Sekretion 30.
Iontophorese 118.
Jequirity 111.

Kälteanwendung 73.
Kataplasmen 74.
Kochsalzlösung hypertonisch 40.
Kohlenbogenlichtbäder 44.
Kohlensäureschnee 78.
Kongestionen 2.

Lecithin 38.
Lichtbehandlung 78 u. ff.
— negative 82.
— bäder 55.

Malariaimpfung 41.
Massage.
— Anzeigen 67 u. ff.
— Ausführung 65 u. ff.
Mechan. Therapie bei Schielen und Muskellähmungen 72.
Medikament. Therapie, allgem. 48.
— spezielle 87.
Medikament. Zusätze zu Bädern 60.
Milch und Präparate 36.
Mirion 40.

Nebennierenpräparate 32.
Novoprotin 38.
Nucleinnatr. 38.

## Sachverzeichnis.

Olobinthin s. Terpentin.
Ophthalmosan s. Milch.
Organtherapie 30.

Packungen 59.
Parasentesekuren 72.
Pediculi 2.
Pneumokokkenserum 28.
Proteinkörperther. 33.
— Heilmechanismus der 35.

Quarzlampe 43, 81.
Quecksilber u. Kuren s. a. Syphilis.
— Darmstörungen bei 19.
— Bäder 18, 19.
— Innerlich 18.
— Präparate 15, 16 u. ff.
— Stomatitis 16.

Radium 44, 83.
Reiztherapie 33.
Röntgenstrahlen 44.
— Grenzen der Strahlenmenge 45.
— Anwendung bei Allgemeinerkrankungen 46 ff.
— örtliche Anwendung 84.
— Schutz der Augen bei 83.
Rotlichtbehandlung 82.

Salvarsan 19.
— intadural 22.
— Mischspritzen 23.
— Neurorezidive 23.
— Schädigungen u. Richtlinien 20.
Sanarthrit 39.
Saugapparate 70.
Serotherapie, spezif. 27.
— heterologe 33.
— bei Heufieber 112.
— örtlich 127, Jequirity 127.
— Tumorcidin 132.
Silber s. Syphilis.
Sonnenbehandlung.
— allgemeine 42.
— örtlich 79.
Staphylokokkenserum 29.

Staphylokokken-Vaccine 29.
Strahlenbehandlung 41 u. ff.
— allgemeine 41.
— örtliche 79.
Streptokokkenserum 29.
Subkonjunctivale Einspritzungen 90.
— Wirkung der 90.
— mit Luft 91.
Syphilis 15.
— Antiluetin bei 27.
— Silberbehandlung 26.
— Stomatitis Merc. 16.
— Wismutbehandlung. 26.

Tabes, Opticusatrophie Praspecif.
  Behandlung. 41.
Teilbäder 61.
Terpentin 35.
Tetanusserum 30.
Thermophore 74.
Thymuspräparate 32.
Thyreoid. präparate 31, 32.
Trinkkuren 65.
Tuberkulose 6.
— Allgemeinbehandlung der 14.
— Chemotherapie 13.
Tuberkulin 9 u. ff.
— percutan u. intracutan 11 u. ff.
— Präparate 9 u. ff.
— Regeln bei Behdlg. 8.
— Verhalten gegen 7.

Umschläge 67.

Vaccineurin 39.
Vistosan 37.
Verband 72.
Vitamine 2.

Wärmeanwendung 73.

Yatren 37.

Zahnleiden u. Augen 1.
Zittmann 26.
Zuckerlösung parent. 40.

## Verlag von Julius Springer in Berlin W 9

**Grundriß der Augenheilkunde für Studierende.** Von Professor Dr. **F. Schieck,** Geh. Med.-Rat, Direktor der Universitäts-Augenklinik in Halle a. S. Dritte, verbesserte und vermehrte Auflage. Mit 125 zum Teil farbigen Textabbildungen. 1922. 5,50 Goldmark / 1,55 Dollar

**Der Augenhintergrund bei Allgemeinerkrankungen.** Ein Leitfaden für Ärzte und Studierende. Von Dr. med. **H. Köllner,** a. o. Professor an der Universität Würzburg. Mit 47 großenteils farbigen Textabbildungen. 1920. 9 Goldmark; gebunden 11 Goldmark
2,75 Dollar; gebunden 3,20 Dollar

**Die Mikroskopie des lebenden Auges.** Von Professor Dr. **Leonhard Koeppe,** Privatdozent für Augenheilkunde an der Universität Halle a. S., Professor h. c. für Augenheilkunde der Universität Madrid.

Erster Band: **Die Mikroskopie des lebenden vorderen Augenabschnittes im natürlichen Lichte.** Mit 62 Textabbildungen, 1 Tafel und 1 Porträt. 1920. 16 Goldmark / 5,50 Dollar

Zweiter Band: **Die Mikroskopie der lebenden hinteren Augenhälfte im natürlichen Lichte** nebst Anhang: Die Spektroskopie des lebenden Auges an der Gullstrandschen Spaltlampe. Mit 42 zum Teil farbigen Textabbildungen. 1922.
8 Goldmark / 2 Dollar

**Die Krankheiten des Auges** im Zusammenhang mit der inneren Medizin und Kinderheilkunde. Von Professor Dr. **L. Heine,** Geh. Med.-Rat, Direktor der Universitäts-Augenklinik Kiel. Mit 219 zum größten Teil farbigen Textabbildungen. (Aus: Enzyklopädie der klinischen Medizin. Spezieller Teil.) 1921.
20,50 Goldmark / 5 Dollar

**Syphilis und Auge.** Von Professor Dr. **Josef Igersheimer,** Oberarzt an der Universitäts-Augenklinik zu Göttingen. Mit 150 zum Teil farbigen Textabbildungen. 1918. 28 Goldmark / 7,40 Dollar

**Augenpraxis für Nichtspezialisten.** Von Dr. med. **R. Birkhäuser,** Privatdozent für Ophthalmologie in Basel. Zweite, verbesserte und erweiterte Auflage. Mit zahlreichen Textabbildungen. 1921.
4 Goldmark / 0,95 Dollar

## Verlag von J. F. Bergmann in München

**Tafeln zur binokularen Untersuchung des Gesichtsfeldzentrums** vermittelst des Stereoskops. Von Dr. **Ernst Haitz,** Augenarzt in Mainz. Dritte Auflage. 1923. 2 Goldmark / 0,50 Dollar

# Verlag von Julius Springer in Berlin W 9

**Die Praxis der physikalischen Therapie.** Ein Lehrbuch für Ärzte und Studierende. Von Dr. A. **Laqueur,** leitendem Arzt der Hydrotherapeutischen Anstalt und des Medikomechanischen Instituts am Städtischen Rudolf Virchow-Krankenhause zu Berlin. Zweite, verbesserte und erweiterte Auflage der „Praxis der Hydrotherapie". Mit 98 Textfiguren. 1922. Gebunden 10 Goldmark / gebunden 2,40 Dollar

---

**Elektrotherapie.** Ein Lehrbuch. Von Dr. **Josef Kowarschik,** Primararzt und Vorstand des Institutes für physikalische Therapie im Kaiser-Jubiläums-Spital der Stadt Wien. Zweite, verbesserte Auflage. Mit 274 Abbildungen und 5 Tafeln. 1923.

12 Goldmark; gebunden 13,50 Goldmark
2,90 Dollar; gebunden 3,25 Dollar

---

**Röntgentherapeutisches Hilfsbuch** für die Spezialisten der übrigen Fächer und die praktischen Ärzte. Von Dr. **Robert Lenk,** Assistent am Zentralröntgenlaboratorium des Allgemeinen Krankenhauses in Wien. Mit einem Vorwort von Professor Dr. **Guido Holzknecht.** Zweite, verbesserte Auflage. 1922. 2 Goldmark / 0,50 Dollar

---

**Arztliches Handbüchlein** für hygienisch-diätetische, hydrotherapeutische, mechanische und andere Verordnungen. Eine Ergänzung zu den Arzneivorschriften für den Schreibtisch des praktischen Arztes. Von Sanitätsrat Dr. med. **Hermann Schlesinger,** praktischer Arzt in Frankfurt a. M. Zwölfte Auflage. 1920.

3,80 Goldmark / 0,90 Dollar

---

**Kosmetik.** Von Dr. **Edmund Saalfeld,** Sanitätsrat in Berlin. Ein Leitfaden für praktische Ärzte. Sechste, verbesserte Auflage. Mit 20 Abbildungen. 1922. 4 Goldmark / 1 Dollar

---

**Lehrbuch der Physiologie des Menschen.** Von Dr. med. **Rudolf Höber,** o. ö. Professor der Physiologie und Direktor des Physiologischen Instituts der Universität Kiel. Dritte, neu bearbeitete Auflage. Mit 256 Textabbildungen. 1922.

Gebunden 18 Goldmark / gebunden 4,35 Dollar

---

**Physiologisches Praktikum.** Chemische, physikalisch-chemische, physikalische und physiologische Methoden. Von Geh. Med.-Rat Professor Dr. **Emil Abderhalden,** Direktor des Physiologischen Instituts der Universität Halle a. S. Dritte, neubearbeitete und vermehrte Auflage. Mit 310 Textabbildungen. 1922. 12,60 Goldmark / 3 Dollar

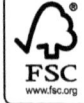

MIX
Papier aus verantwortungsvollen Quellen
Paper from responsible sources
FSC® C105338

If you have any concerns about our products,
you can contact us on
**ProductSafety@springernature.com**

In case Publisher is established outside the EU,
the EU authorized representative is:
**Springer Nature Customer Service Center GmbH
Europaplatz 3, 69115 Heidelberg, Germany**

Printed by Libri Plureos GmbH
in Hamburg, Germany